KB160115

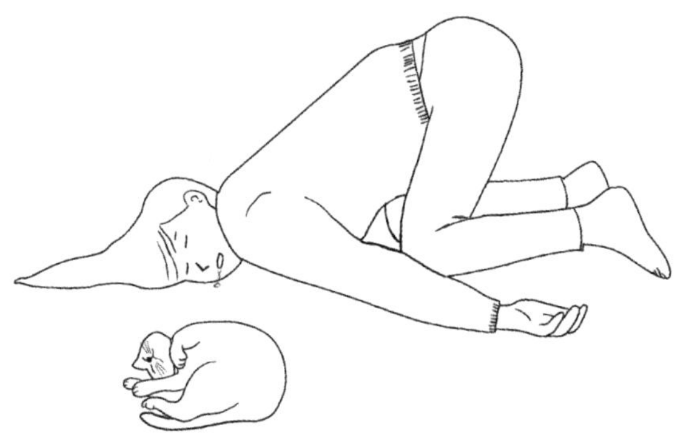

나도 내 몸을 잘 몰라서

약사들이 전하는 여성 피로 솔루션

천제하·최주애 지음

곰출판

몸과 마음을 돌보는 건강한 삶을 위해

"피곤해 죽겠어."

피로에 지쳐 괴로울 때마다 이 말이 절로 나옵니다. 누군가 이 피로를 가져갈 수 있으면 좋겠다는 생각이 들죠. 언제부터인가 내 몸에 스멀스멀 들어온 피로는 나갈 생각을 하지 않습니다. 어디가 아픈 건 아닌데 늘 피곤합니다.

가끔은 피로를 멈추는 일시 정지 버튼이 있으면 좋겠다는 상상을 합니다. 아니면 멈춰버린 컴퓨터를 강제로 재부팅하듯 우리 몸도 그럴 수 있다면 좋겠고요. 하지만 어디까지나 상상일 뿐입니다. 만성피로에서 벗어날 해결책이 있기는 한 걸까요? 밤새도록 놀아도 멀쩡했던 기억들도 이젠 다 추억이 됐습니다. 심지어 밤새워 놀고 싶지도 않죠. 낮만이라도 쌩쌩하게 보내고 싶은 소박한 꿈이 있을 뿐입니다. 그런 소박한 꿈을 꾸는 분들을 위해 이 책을 준비했습니다.

사실 만성피로는 질병이 아닙니다. 만성피로 '증후군'이라고 하죠. 증후군의 사전적 정의는 다음과 같습니다. "몇 가지 증상이 함께 나타나지만 그 원인은 밝히지 못하거나 하나의 원인이 아닐 때 병명에 준하여 부르는 것." 이처럼 만성피로의 원인은 명쾌하게 딱 하나로 짚어낼 수 없습니다. 아니면 검사를 했더니 빈혈이나 갑상선 질환처럼 나도 모르게 겪고 있던 질환이 발견되어 피로의 원인을 찾아내기도 하죠. 이렇게 특정한 질환 때문에 피로가 올 수도 있습니다.

이 책에서 이야기하고자 하는 피로는 질병으로 인

한 피로보다는 우리의 몸과 마음을 힘들게 하는 스트레스로 인한 피로입니다. 스트레스를 받은 우리 몸과 세포에서 어떤 일이 일어나는지 알고 나면 만성피로에 대한 마음가짐이 달라질 수 있습니다. 마음가짐이 달라지면 행동이 달라질 수 있습니다.

이 책은 오프라인으로 진행한 '피로타파 프로그램'에서 출발했습니다. 피로에 시달리는 사람들이 참여하여 만성피로에 대한 이야기를 나누었죠. 그 시간 동안 많이 공감하고, 어떻게 하면 피로에서 벗어날 수 있을지 고민을 나눴습니다. 그 내용들이 이 책에 담겨 있습니다.

우선 나의 피로도가 어느 정도인지 함께 체크해보고, 피로 주의 단계인 '옐로카드'인지, 경고 단계인 '레드카드'인지 확인해봅시다. 1장에서는 피로에 대한 오해와 우리가 피로한 이유를 세포 입장에서 설명합니다. 2장에서는 '옐로카드'인 분들에게 맞는 솔루션으로 생활 습관 교정을 이야기합니다. 모두 알지만 지키기 힘든, 그래서 너무 뻔한 솔루션이지만 함께 지켜나가야 하는 것들을 다뤘습니다. 가볍게 확인해보면 좋습니다. 3장은 '레드카드'인 분들에게 맞는 솔루션, 특히 영양제와 약에 관해 이야기했습니다. 피로로 괴롭지만 어떻게 해결해야 할지 막막한 분들에게 도움이 되는 약 정보를 담았습니다. 부록에서는 만성피로를 다루면서 미처 하지 못한 이야기와 저희의 당부가 담겨 있습니다. 건강한 하루하루를 채워나가기 위해 실천할 수 있는 것을 고민해보고, 자신만의 답을 찾아가는 장이 되길 바랍니다.

능동적이고 열린 마음으로 책과 함께해주시길 바랍니다. 아울러 피로에서 벗어나 우리의 몸과 마음을 돌보며 건강한 삶을 향해 천천히 앞으로 나아갈 힘을 얻길 바랍니다.

피로도 체크리스트

1. 피곤하면 의욕이 떨어진다.

- ☐ 1) 전혀 아니다
- ☐ 2) 아니다
- ☐ 3) 약간 아니다
- ☐ 4) 보통이다
- ☐ 5) 약간 그렇다
- ☐ 6) 그렇다
- ☐ 7) 매우 그렇다

2. 운동을 하면 피곤해진다.

- ☐ 1) 전혀 아니다
- ☐ 2) 아니다
- ☐ 3) 약간 아니다
- ☐ 4) 보통이다
- ☐ 5) 약간 그렇다
- ☐ 6) 그렇다
- ☐ 7) 매우 그렇다

3. 쉽게 피곤해진다.

- ☐ 1) 전혀 아니다
- ☐ 2) 아니다
- ☐ 3) 약간 아니다
- ☐ 4) 보통이다
- ☐ 5) 약간 그렇다
- ☐ 6) 그렇다
- ☐ 7) 매우 그렇다

※ 항목별 점수 계산은 다음과 같습니다.

- ☐ 1) 전혀 아니다 ………… 1점
- ☐ 2) 아니다 ………… 2점
- ☐ 3) 약간 아니다 ………… 3점
- ☐ 4) 보통이다 ………… 4점
- ☐ 5) 약간 그렇다 ………… 5점
- ☐ 6) 그렇다 ………… 6점
- ☐ 7) 매우 그렇다 ………… 7점

4. 피로 때문에 신체 기능이 지장을 받는다.

- ☐ 1) 전혀 아니다
- ☐ 2) 아니다
- ☐ 3) 약간 아니다
- ☐ 4) 보통이다
- ☐ 5) 약간 그렇다
- ☐ 6) 그렇다
- ☐ 7) 매우 그렇다

5. 피로 때문에 종종 문제가 생긴다.

- ☐ 1) 전혀 아니다
- ☐ 2) 아니다
- ☐ 3) 약간 아니다
- ☐ 4) 보통이다
- ☐ 5) 약간 그렇다
- ☐ 6) 그렇다
- ☐ 7) 매우 그렇다

6. 피로 때문에 지속적인 신체 활동이 어렵다.

- ☐ 1) 전혀 아니다
- ☐ 2) 아니다
- ☐ 3) 약간 아니다
- ☐ 4) 보통이다
- ☐ 5) 약간 그렇다
- ☐ 6) 그렇다
- ☐ 7) 매우 그렇다

7. 피로 때문에 업무나 책임을 다하는 데 지장이 있다.

- [ ] 1) 전혀 아니다
- [ ] 2) 아니다
- [ ] 3) 약간 아니다
- [ ] 4) 보통이다
- [ ] 5) 약간 그렇다
- [ ] 6) 그렇다
- [ ] 7) 매우 그렇다

8. 나를 가장 무력하게 만드는 증상 세 가지를 뽑는다면 그중에 피로가 들어간다.

- [ ] 1) 전혀 아니다
- [ ] 2) 아니다
- [ ] 3) 약간 아니다
- [ ] 4) 보통이다
- [ ] 5) 약간 그렇다
- [ ] 6) 그렇다
- [ ] 7) 매우 그렇다

9. 피로 때문에 직장, 가정생활에 지장을 받는다.

- [ ] 1) 전혀 아니다
- [ ] 2) 아니다
- [ ] 3) 약간 아니다
- [ ] 4) 보통이다
- [ ] 5) 약간 그렇다
- [ ] 6) 그렇다
- [ ] 7) 매우 그렇다

나의 피로도 점수 ____________________

점수

9~27점
경미한 피로도 (옐로카드)

현재의 피로 상태가 오래 지속되면 더 심각해질 수 있어요. 더 심해지기 전에 생활 습관을 바꿔 예방해야 합니다. 옐로카드를 위한 솔루션을 참고해주세요!

28~45점
중등 피로도 (레드카드)

피로감 때문에 일상생활에 지장이 생길 수 있어요. 에너지 대사와 호르몬 균형을 잡아주는 영양요법이 필요합니다. 레드카드를 위한 솔루션을 참고해주세요!

46점 이상
심각한 피로 상태

심각한 피로 상태이므로 적극적인 치료가 필요합니다. 생활 습관 교정이나 영양제 복용으로 해결되지 않을 수 있습니다. 필요하다면 병원을 방문하세요.

참고 : 대한만성피로학회, <만성피로 자가진단>

책 사용설명서

1

나의 피로는 옐로카드인지
레드카드인지 알아본다.
go to page 8

2

나의 피로는 무엇 때문인지 생각해본다.
go to page 18

3

옐로카드와 레드카드를 위한
솔루션의 내용을 찬찬히 읽어본다.

4

솔루션을 바탕으로 나를 위한
만성피로 셀프 처방전을 써본다.
go to page 154

5

셀프 처방전에 따라
일상에서 시도하고 노력해본다.

6

실패하더라도 실망하지 말고
계속 셀프 처방전에 따라 노력해나간다.

CONTENTS

우리는 왜 피곤할까?

2장

옐로카드를 받은 사람의 솔루션

3장

레드카드를 받은 사람의 솔루션

우리는 왜
피곤할까?

1장

당신의 피로는 '무엇' 때문인가요?

"나이 때문이다."

"초과 업무 때문이다."

"직장 상사 때문이다."

"클라이언트 때문이다."

"체력 때문이다."

"숙면을 못하기 때문이다."

오프라인에서 열린 '피로타파 프로그램'에서 저희가 "피로는~?"이라고 운을 떼자 참가자들이 주저 없이 이유를 대답했습니다. 그 대답들 하나하나 모두 공감되고 이해되었습니다. 프로그램 사전 설문을 통해서도 스스로 생각하는 피로의 원인을 자세히 물어보았습니다. 그 결과 1위는 과다한 업무(직장, 집안일, 학업 등)가 차지했습니다. 2위는 낮은 수면의 질, 이어서 3위는 낮과 밤의 주기가 불규칙한 경우였습니다. 2위와 3위가 둘 다 수면에 관한 것이고, 둘을 합치면 1위와 1표 차이밖에 나지 않았습니다. 그만큼 수면이 우리의 피로에 영향을 주고 있는 것이죠. 4위는 이미 있던 질환(편두통, 빈혈 등) 때문이었습니다. 기타로 스트레스와 업무 환경, 저질 체력을 꼽은 경우가 있습니다. 지금 이 책을 읽고 있는 여러분은 자신의 피로가 무엇 때문이라고 생각하시나요?

여기서 한 가지 생각해볼 점이 있습니다. 과도한 업무든, 부족한 수면이든, 저질 체력이든, 피곤함의 크기만 다를 뿐 그 느낌은 크게 다르지 않다는 겁니다. 그걸 '스트레스 반응의 비특이성'이라고 합니다.

실제로 우리 몸을 무리하게 써서 생기는 신체적 스트레스나 인간관계로 인한 심리적 스트레스, 영양 부족과 유해물질 때문에 생길 수 있는 환경적 스트레스 등 스트레스의 종류는 다양합니다. 그런데도 우리 몸은 같은 반응을 보입니다. 이를 스트레스 반응의 비특이성이라고 합니다. 스트레스라고 하면 대부분 정신적인 스트레스를 먼저 떠올리곤 합니다. 세포 입장에서는 저마다 다른 요인에서 출발한 스트레스를 모두 같은 방법으로 방어하고 있죠.

아무리 쉬어도 회복되지 않는 만성피로가 무엇 때문에 생기는지 알려면, 우선 우리 세포가 스트레스에 방어하는 방법을 이해해야 합니다. 그리고 만성피로의 해결점도 세포가 스트레스에 잘 방어할 수 있도록 그 기능을 회복하는 것에 초점을 맞추면 됩니다.

그럼 이제 피곤하다고 외치고 있는 우리 몸과 세포의 이야기를 본격적으로 들어볼까요?

1 피로는 간 때문이야?

간의 억울한 사연

"피로는 간 때문"이라는 어느 제약회사의 광고 음악이 있습니다. 전 국민이 알 정도로 중독성 있는 이 노래 덕에 '피로?' 하면 모두 '간!'을 떠올리는 게 되어버렸죠. 간은 우리 몸에서 해독을 담당하는 중요한 기관입니다. '해독'이라 함은 우리 몸 안으로 들어오는 물질을 대사하여 나쁜 물질을 처리하는 것을 뜻합니다. 우리가 부어라 마셔라 하는 알코올도 간에서 분해되죠. 당연히 간은 중요한 역할을 담당하는 기관이고, 피로가 쌓이면 간의 해독 능력도 떨어질 수 있습니다. 해독 능력이 떨어지면 우리 몸 상태도 더 나빠지죠. 악순환이 되는 겁니다.

그런데 "피로는 간 때문이야"라는 노래로 인기를 끈 해당 제약회사는 2011년에 광고 시정 권고를 받았습니다. 방송통신심의위원회는 "피로에 여러 가지 원인이 있는데 모든 피로가 간 때문이라고 시청자들이 오인할 수 있게 해 방송심의규정의 '진실성' 규정에 어긋났다고 판단한다"고 밝혔죠. 그래서 더는 광고에 이 표현이 나오지 않습니다. 그런데도 사람들의 뇌리에 깊숙이 박힌 이 노래 가사를 없애기는 쉽지 않습니다. 아직도 피로의 이유가 단순히 간 때문이라고 생각하는 사람들이 꽤 많습니다. 방송의 힘은 정말 대단해요.

우리가 느끼는 만성피로의 원인이 모두 간 때문이라고 한다면 그건 좀 과장된 이야기입니다. 약국에 가서 "피곤하니까 간장약 하나 주세요"라고 말하는 것은, 약사로서 안타까운 일입니다. "피로 회복=간장약"이 마치 공식이 된 것 같기 때문이죠.

스트레스를 받으면 우리 몸에서는 어떤 일이 일어날까요? 스트레스로부터 우리를 방어해주는 것은 바로 코르티솔cortisol이라는 호르몬입니다. 이 코르티솔 호르몬은 부신이라는 기관에서 분비되죠. 부신은 엄지손가락만 한

크기로 우리 몸속 신장 위에 있는데, 스트레스를 받는 우리 몸을 위해 '열일'하는 매우 중요한 장기입니다. 장기간 스트레스를 받게 되면 부신도 열심히 호르몬을 만들어 내보내다가 이윽고 고갈됩니다. 따라서 스트레스로 인한 만성피로는 곧 '부신 피로'라고 이야기할 수 있죠. 간이 억울하다고 할 만하죠?

점점 고갈되어가는 부신 호르몬의 외침

스트레스를 지속적으로 받게 되면 부신이 점점 지치면서 부신 피로 3단계를 거칩니다. 1단계는 '경계기'입니다. 긴장하거나 위험에 처해 있을 때 정신을 바짝 차리게 되는 경우를 생각해보시면 됩니다. 한 가지 상황을 상상해보겠습니다. 산을 오르는 중에 갑자기 곰이 나타났어요. 그럼 어떻게 될까요? 일단 온몸의 근육이 긴장하며 굳어지고, 심장박동은 빨라지고, 식은땀이 나고, 손발이 떨리고, 오줌이 마려워지고, 소화는 안 되죠. 총체적 난국입니다. 우리 몸에서 직접 조절할 수 있는 신경을 운동신경, 직접 조절할 수 없고 주변 환경의 영향을 받아 반응하는 신경을 자율신경이라고 합니다. 곰을 만났을 때 나타나는 반응은 당연히 자율신경의 영향을 받아 나타나는 반응입니다. 극심한 스트레스를 받을 때도 자율신경의 영향으로 같은 반응이 일어납니다.

이 정도 스트레스를 받으면 세포는 에너지를 많이 필요로 하고, 에너지 소모도 많이 하는 과정을 거칩니다. 부신이 '열일'을 시작하는 거죠. 그 결과 세포에 산소도 많이 필요하게 됩니다. 저장되어 있던 글리코겐glycogen도 포도당으로 바꿔야 하고요. 소화를 돕는 내장의 혈류량이 감소해서 급체나 소화불량으로 이어지기도 합니다. 긴장한 상태에서 밥을 먹으면 곧잘 체하는 이유가 바로 여기에 있습니다.

여기서 우리가 쉬게 되면 부신도 회복되어서 기능이 다시 정상으로 돌아갑니다. 1단계의 경계기에서 회복기를 거치는 거죠. 그런데 스트레스가 계속되거나 회복기를 거치지 못하게 되면 부신에 과부하가 걸리게 됩니다. 2단계인 '저항기'에 접어들면서 에너지를 생성하는 것에도 문제가 생기죠. 그게 제대로 안 되니 피곤하고 혈당 조절에 문제가 생기면서 저혈당이 생기기도 합니다. 나중에는 면역력이 떨어지고 만성질환이 생길 수도 있어요.

그런데 진짜 문제는 이 곰이 한 달, 두 달 내내 나를 쫓아온다는 겁니다. 그럼 어떻게 될까요? 장기적인 스트레스 탓에 부신이 말 그대로 탈탈 털립니다. 이게 마지막 세 번째 단계인 '고갈기'입니다. 몸속에 스트레스를 조절할 호르몬이 더는 남아 있지 않은 상태죠. 만성피로가 이어지면 무기력해지기도 합니다. 아무것도 하지 않지만 더 격렬하게 아무것도 하고 싶지 않은 상태가 됩니다. 이 단계의 사람들은 신체적 증상만이 아니라 정신적인 장애도 겪게 되는데, 대부분 우울증을 경험합니다. 만성피로 탓에 심신이 탈진 상태로 들어가는 거죠. 이렇게 탈진된 몸의 하루는 어떻게 돌아갈까요?

2

이 밤의 끝을 잡고 싶은 이유

- 세상에서 가장 어려운 일은 알람을 듣고 한 번에 일어나는 것이다.
- 오전 내내 몸이 무겁고 머리 회전이 잘되지 않는다.
- 오후에는 나른하고 졸리다 못해 어딘가에 눕고 싶다는 생각만 간절하다.
- 저녁이 되면 기분이 좋아지고 몸도 가벼워진 느낌이다.
- 늦은 밤 집중이 잘되고 무엇이든 할 수 있을 것만 같다.

'이거 내 이야기인데!' 하며 공감이 되시나요? 매일 아침 천근만근 무거운 몸 상태가 그저 당연한 일상이라 느끼고 있진 않았나요? 컨디션이 좋은 날을 손에 꼽을 정도로 항상 피곤해하면서도 내 몸을 돌보지 않고 계속 축내고 있었을지도 모릅니다. 그런데 종일 피곤하다가 밤만 되면 쌩쌩해지는 이유는 뭘까요? 밤이 되니 머리가 맑아지고 무엇이든 할 수 있을 것 같은 의욕이 솟구치기도 합니다. 분명 낮에는 이러지 않았는데 말이죠. 이 밤의 끝을 잡고 싶은 마음에 쉽사리 잠자리에 들지 못하는 건 그저 오늘이 아쉬워서일까요?

낮에는 좀비, 밤에는 에너자이저

피로와 스트레스를 처리하기 위해 우리 몸 안에서 '열일'하는 부신의 숨은 노력은 이제 모두 알 겁니다. 부신피로라고도 불리는 만성피로에는 특징이 있습니다. 바로 24시간 내내 피곤한 상태는 아니라는 거죠. 아침에 이불 밖으로 나오는 일이 세상에서 가장 어렵고, 오전에도 오후에도 내내 피곤하다가 저녁에는 회복되는 패턴을 보입니다. 아침에 일어났을 때 가장 개운하고 컨디션이 좋아야 정상인데 말이죠. 내일 아침 피곤할 걸 뻔히 알면서도 밤이 되면 에너지가 솟구치면서 이 밤의 끝을 잡고 싶은 건 내 몸이, 나의 부신이 피로해서 그렇습니다.

부신에서 분비하는 호르몬인 코르티솔의 정상적인 패턴은 새벽에 점점 분비되기 시작하다가 아침에 높은 분비를 보이는 것입니다. 오전에 계속 높았다가 점심을 지나 서서히 낮아지고, 밤이 되면 완전히 떨어지죠. 대신 코르티솔 분비가 낮아진 저녁에는 멜라토닌melatonin이라는 호르몬이 서서히 높아지게 됩니다. 멜라토닌은 수면을 취하게 하는 호르몬으로 알려져 있습니다. 그래서 코르티솔과 멜라토닌이 오르락내리락 반복하면 밤에는 스르르 잠이 오고, 아침에는 번쩍 눈이 뜨이는 생체주기가 만들어지죠.

탈탈 털린 부신에서 코르티솔이 제대로 분비되지 않는다면 어떻게 될까요? 24시간 동안의 코르티솔 수치가 패턴을 잃고 매우 불규칙해집니다. 아침에는 코르티솔이 분비되면서 활기찬 하루를 시작해야 하는데 고갈되어버렸으니 몸은 계속 무겁고 이불 밖으로 나올 수가 없게 됩니다. 그러다가 저녁에 비정상적인 패턴으로 분비되는 코르티솔 때문에 고갈된 피로 상태의 몸에서도 컨디션이 회복된 것처럼 착각하게 됩니다. 고갈된 부신이 정상적

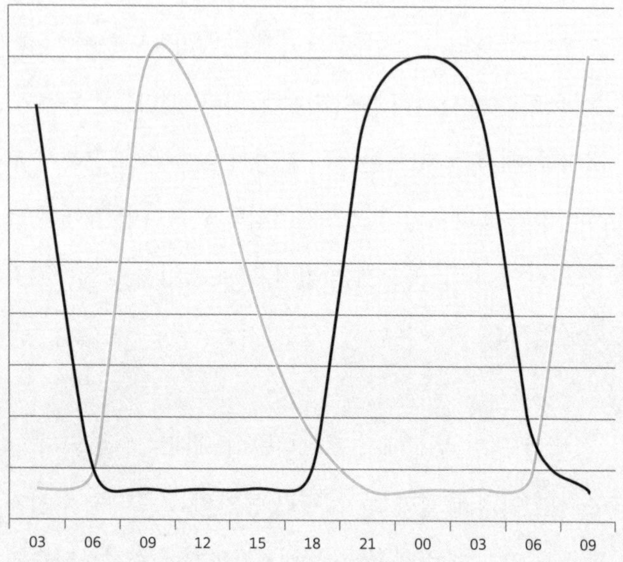

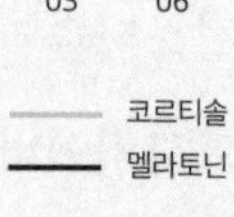

<정상적인 코르티솔 - 멜라토닌의 분비 변화>

인 생체주기를 망가뜨리는 것이죠.

저녁에 컨디션이 더 좋다고 퇴근 후 일정을 무리하게 소화하는 것은 바람직하지 않습니다. 어쩌다 한두 번이면 몰라도 매일 올빼미형 수면 습관을 유지하면 만성피로를 더 악화시킬 뿐입니다. 그러니 우리의 몸이 원래의 신체 리듬으로 회복할 수 있도록 노력해야 합니다. 물론 한 번에 변하긴 어렵겠죠. 작은 것부터 실천해봅시다. 아침에 활기차게 하루를 시작하는 나를 상상하면서 말이죠.

3 나는 부신 왕일까, 부신 거지일까?

사실 만성피로를 파악하는 공인된 설문지나 진단법은 없습니다. 피로 탓에 나타날 수 있는 신체적, 심리적 증상은 워낙 광범위하고 주관적이기 때문에 만성피로를 진단하기는 쉽지 않습니다. 분명 나는 피곤하다고 느끼지만 그 피로감을 수치로 나타내기는 어렵습니다. 하지만 부신이 건강한지, 그렇지 않은지는 어느 정도 객관적으로 가늠할 검사 방법이 있습니다. 바로 내 몸의 부신 호르몬을 검사해보는 것이죠.

몇 년 전에 약사들과 만성피로를 공부한 적이 있습니다. 원하는 사람은 미리 부신 호르몬 검사를 하고 모임 당일에 결과지를 받을 수 있었죠. 저도 궁금해서 부신 호르몬 검사에 참여했습니다. 집으로 호르몬 검사 키트가 배송되었는데, 상자를 열어보니 타액을 담는 튜브 용기 네 개와 검사 방법 안내서가 있었습니다. 코르티솔이 높아졌다가 낮아지는 주기적인 리듬이 있기 때문에 하루 네 번 타액을 채취해야 합니다. 아침 기상 직후, 오전 11시경, 오후 4시경, 취침 전. 이렇게 네 번 타액을 각각의 튜브 용기에 담고 다시 검사 기관으로 보내면 되죠.

한두 주 정도 지나면 타액을 분석한 호르몬 검사 결과지를 받아볼 수 있습니다. 부신 호르몬의 수치와 그래프를 통해 하루 동안의 부신 호르몬 변화도 파악할 수 있죠. 검사를 받아본 저 역시 부신이 경계기, 저항기, 고갈기 중 어느 상태에 있는지 알 수 있었습니다.

부신 호르몬 검사는 왜 타액으로 할까?

소변검사나 혈액검사는 다들 해본 경험이 있을 겁니다. 그런데 부신 호르몬을 검사할 때는 타액검사가 일반적입니다. 혈액에서는 단백질이 결합된 호르몬과 결합되지 않은 호르몬이 모두 측정되기 때문이죠. 단백질이 결합된 호르몬은 활동하지 않는 호르몬입니다. 이 활동하지 않는 호르몬도 같이 측정된다는 뜻이죠.

타액을 채취하면 실제 몸에서 사용되는 단백질과 결합되지 않은 형태의 호르몬만 측정되어 더 정확하게 알 수 있습니다. 하루 주기에 맞춰 여러 번 직접 채취하기에도 혈액보다는 타액이 쉽고요. 이렇게 부신 호르몬 농도를 측정할 수 있는 타액검사를 통해 어느 정도는 피로도를 객관적으로 가늠해볼 수 있습니다. 또한 부신 호르몬의 패턴이 비정상적임을 확인하면 그에 맞게 생활 요법과 영양 요법 등을 구체적으로 계획해볼 수 있습니다.

타액 호르몬 검사는 코르티솔 한 가지만 측정하지 않습니다. 부신 호르몬과 더불어 여성호르몬과 남성호르몬을 함께 측정할 수 있습니다. 뒤에서 더 자세하게 이야기하겠지만 우리 몸은 단순한 듯 단순하지 않습니다. 스트레스에 계속 노출되면 에스트로겐estrogen, 프로게스테론progesterone, 테스토스테론testosterone 등 다양한 성호르몬 분비에 변화가 생깁니다. 그래서 채취한 타액으로 여러 호르몬을 종합적으로 검사해서 다각도로 문제를 파악할 수 있답니다.

만약 몇 달에 걸쳐 피로감에 압도당해 정상적인 생활

을 하기가 어렵다면 병원에서 진료를 받고 특정 질환 때문이 아닌지 검사해보는 게 좋습니다. 그런데 별다른 원인이 나오지 않는다면 이렇게 타액 호르몬 검사를 한번 해볼 수 있죠. 이 검사는 가정의학과나 내과, 종합병원 등에서 할 수 있고, 아직 많지는 않지만 약국에서도 이 검사를 진행할 수 있습니다. 방문 전에 검사가 가능한지 확인해보시길 바랍니다.

과연 나의 부신은 안녕할까요?

4

나는 호르몬의 노예입니다

"호르몬의 노예"라는 말에 공감하는 분들이 많을 겁니다. 부신 호르몬 외에도 여성은 신경 써야 할 것이 많습니다. 초경을 시작하고 폐경에 이르기까지, 에스트로겐과 프로게스테론이 '업앤다운'을 반복하며 매달 한 번씩 생리를 하기 때문입니다. '어머니'가 될 수 있는 신비롭고 아름다운 이 과정이 현실 속 여성에게는 피로 그 자체일 수 있습니다.

특히 생리전증후군(PMS)은 배란기부터 생리 전까지 여성을 괴롭힙니다. 신체적인 변화로는 몸이 붓거나 유방 압통, 복통이 생기기도 하고 변비가 심해진다거나 여드름이 생기기도 하죠. 정신적인 변화로는 우울감, 불안감이 심해지고, 분노 조절이 힘들거나 집중력이 떨어지기도 합니다. 식욕이 폭발하기도 합니다. 생리전증후군이 심한 분들은 주기마다 굉장히 힘들어합니다. 증후군이라는 단어에서 알 수 있듯이 질병은 아니어서 아직 정확한 원인이 밝혀지지 않아 명확한 치료제가 있는 것도 아닙니다. 그래서 더 답답하죠.

여기서 호르몬의 영향이 끝나면 얼마나 좋을까요? 이렇게 1~2주 정도 겪고 나면 생리를 시작합니다. 생리가 시작되면 개인차가 있지만 2~3일 동안 생리통을 겪게 되죠. 여성들은 이렇게 매달 호르몬과의 전쟁을 치르면서 부지런히 호르몬이 시키는 대로 생활하고 있습니다.

때에 따라 호르몬의 명령을 차단하거나 혼란스럽게 만들고, 호르몬을 조종하는 방법도 있기는 합니다. 그중 한 가지가 피임약을 복용하는 것이죠. 피임약 안에는 우리를 지배하는 여성호르몬이 있습니다. 에스트로겐과 프로게스테론 성분을 이용해서 호르몬이 줄어들어야 할 시기를 일정하게 유지하며 생리를 미루기도 하고, 임신이 된 상태로 착각하게 만들어서 배란이 안 되게 만들기도 하죠. 피임약은 생리통이 심한 분을 비롯해 부인과 질환을 치료하는 목적으로 처방되기도 합니다. 작은 알약 하나로 이 모든 것을 할 수 있습니다. 생각하면 할수록 우리는 호르몬의 노예가 아닐 수 없어요.

생리가 끝나도 함께 끝나지 않는 괴로움

끝나지 않을 것만 같은 생리도 난소의 기능이 수명을 다하면 폐경을 맞이하면서 끝이 납니다. 폐경을 여성성이 사라지는 것으로 받아들여서 심리적인 괴로움을 호소하는 분들도 계시고, 갱년기 증상으로 고생하는 분들도 많습니다. 갱년기는 폐경 전후로 약 10년간 지속됩니다.

우리 몸은 에스트로겐과 프로게스테론이 균형을 맞춰서 유지되고 있습니다. 폐경기가 되면 호르몬의 절대량이 줄어들면서 호르몬의 균형이 깨지고, 갱년기 증상이 나타나죠. 우리를 괴롭히던 호르몬이 줄어들고 있는데도 우리는 또 괴롭습니다. 신체적 증상으로 안면홍조, 수면장애가 생기고, 식은땀이 비 오듯 흐르기도 하고, 비뇨생식기에 문제가 생기기도 합니다. 골다공증과 심혈관계 질환의 위험도 높아지죠. 정신적으로는 기억력이 떨어지고, 우울감, 불안감이 높아지고 무력해지기도 합니다. 증상이 심해서 호르몬 요법으로 치료를 받기도 하죠. 호르몬으로 인한 괴로움을 호르몬으로 조절하는 것입니다.

태어나서 흙으로 돌아가기까지 우리는 호르몬과 계속 마주해야 합니다. 호르몬이 우리를 괴롭히는 것은 사실이지만, 그게 다는 아닙니다. 호르몬은 우리 몸에서 아주 중요하고 특별한 역할을 하기 위해 만들어지고 분비되기 때문입니다. 생리와 임신 등에 관여할 뿐 아니라, 남성과 다른 여성의 신체적 특징을 유지해주죠. 또 무슨 역할을 할까요? 호르몬은 몸속 내분비 기능을 원활하게 만들어주고, 질 건강을 포함해 비뇨생식기계를 건강하게 유지해줍니다. 그리고 골밀도를 유지하고, 칼슘 흡수를 도와줍니다. 생각보다 많은 역할을 하고 있죠. 이 말은 즉 우리가 호르몬의 영향에서 벗어날 수 없다는 말입니다. 어떻게든 균형을 맞춰서 살아야 합니다. 균형을 맞추는 것, 이게 가장 중요합니다.

1차성 VS 2차성 생리통

1차성 생리통

원인	특별한 자궁 질환 없이 발생
특징	생리 시작 직전에 통증이 시작해서 2~3일 정도 지속
치료	소염진통제를 복용하여 통증 관리

→ 1차성 생리통은 소염진통제를 복용하여 관리할 수 있어요.

2차성 생리통

원인	자궁 및 난소의 원인 질환이나 자궁의 선천적 기형에 의해 발생
특징	생리 시작 1~2주 전부터 통증이 시작되어 생리가 끝나도 수일간 지속
치료	소염진통제를 복용해도 통증이 지속되어 병원에서 원인 질환 치료를 받아야 함

→ 2차성 생리통은 반드시 산부인과에 가서 원인 질환 치료를 받아야 해요.

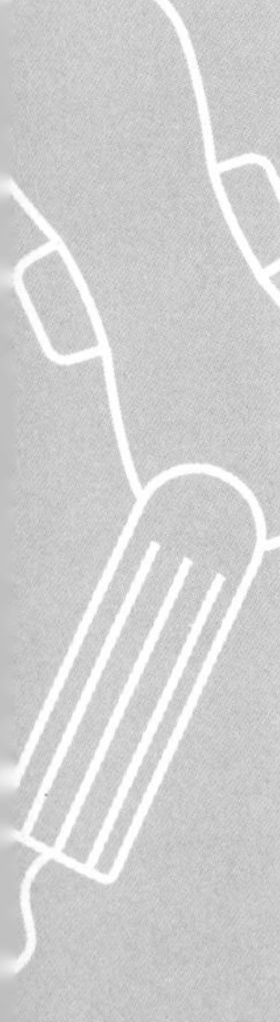

생리통 약을 복용하는 적절한 시기

생리통이 본격적으로 나타나기 전에 미리 복용하기

배란이 되고 난 후의 시기, 즉 황체기 후기에 자궁내막에서 프로스타글란딘prostaglandin이라는 물질이 분비되어 자궁평활근을 수축하고 자궁내막의 탈락을 유도하여 생리가 나오게 됩니다. 이때, 프로스타글란딘의 분비가 많으면 강력하게 자궁이 수축하고 혈류가 감소해 통증이 발생합니다. 소염진통제는 통증과 염증의 원인인 이 프로스타글란딘의 생성을 억제해서 생리통을 줄이죠. 프로스타글란딘이 생성되는 시점과 자궁 근육이 수축하고 탈락하며 통증이 발생하는 시점 사이에는 약간의 간격이 있습니다. 그래서 생리통이 본격적으로 나타나기 전에 미리 복용하는 게 좋습니다.

생리통에 제일 효과가 좋은 약?

본인에게 가장 잘 맞는 성분을 찾기

같은 약이라도 사람마다 효과가 달라서 본인에게 가장 잘 맞는 진통 성분을 찾아야 합니다. 지금 복용하는 약이 잘 안 듣는다면 2~3주기(1주기=28일)로 본인에게 잘 맞는 성분을 찾아보는 것이 좋습니다.

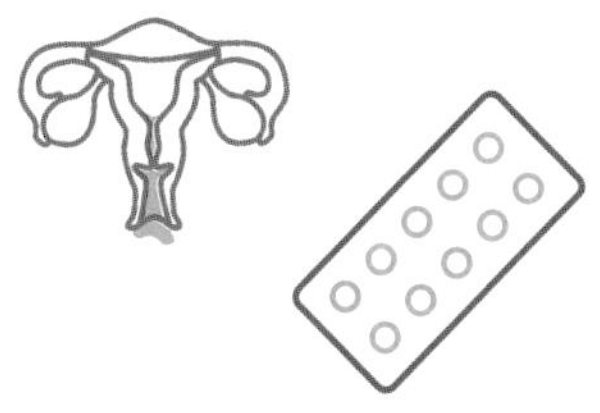

생리통약 선택 꿀팁

평소에 술을 자주 마신다면

추천 이부프로펜, 덱시부프로펜, 나프록센

비추천 아세트아미노펜

- 아세트아미노펜 계열 약은 간독성 위험

위장이 약하다면

추천 아세트아미노펜 혹은 덱시부프로펜

비추천 이부프로펜, 나프록센

- 위장장애가 적은 아세트아미노펜 계열 추천
- 비스테로이드성 소염진통제 중에서는 덱시부프로펜이 위장장애 부작용이 낮음
- 식사 직후에 소염진통제를 복용하면 위장 부담을 덜 수 있음

몸이 붓거나 유방 압통과 팽만감이 있다면

추천 이뇨 성분 포함 제품

- 진통제 성분에 이뇨제나 카페인이 있는 제품 추천
- 카페인은 진통 효과를 높이는 동시에 이뇨 효과가 있어 붓기에 간접적인 도움

아랫배가 심하게 당긴다면

추천 진경제 단일, 진경제+아세트아미노펜

- 자궁 경련을 줄이는 진경제 성분(스코폴라민) 추천
- 아세트아미노펜 성분과 진경제 성분이 함께 들어간 복합 제품도 있음

생리통 때문에 진통제를 이것저것 바꿔 먹어도 효과가 없다면

추천 경구피임약

- 피임약 복용 전 전문가와 반드시 상담하기

Q.
나에게 잘 맞는
생리통약은 무엇인가요?

5

스트레스와 여성호르몬의 연결고리

우리가 호르몬의 노예라서 겪게 되는 피곤한 상황들에 충분히 공감했을 겁니다. 여성호르몬은 스트레스와도 밀접히 연결되어 있습니다. 스트레스를 받으면 부신만 탈탈 털리는 게 아니라 여성호르몬도 엉망진창이 되어버리죠. 어떻게 그런 일이 일어나는 걸까요?

코르티솔과 여성호르몬의 뿌리를 찾아서

스트레스에 노출되면 이를 방어하기 위해 부신에서 코르티솔을 분비한다는 사실은 이제 다 아실 겁니다. 그래서 부신의 안녕이 우리의 건강에 중요합니다. 이 코르티솔이 생성되는 과정을 조금만 더 자세히 들여다보겠습니다. 코르티솔이 합성되는 과정은 아래와 같습니다.

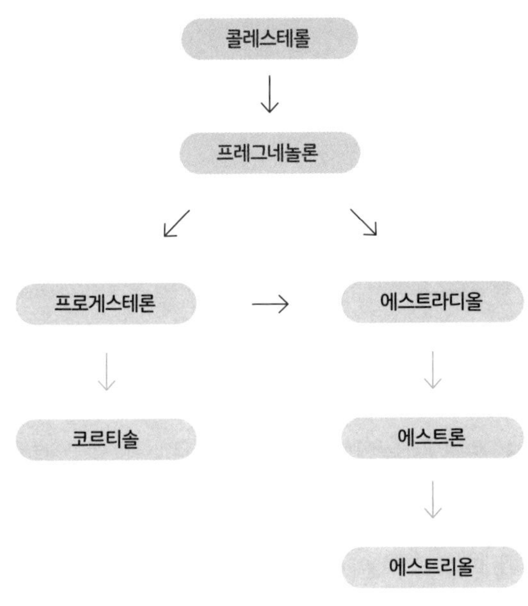

원래는 단계가 훨씬 더 많고 복잡하지만 어렵지 않게 성호르몬과 코르티솔 위주로 간단히 정리했습니다. 여기서 눈에 띄는 것은 프로게스테론입니다. 프로게스테론은

에스트로겐과 함께 28일 주기를 만듭니다. 프로게스테론도, 코르티솔도 모두 거슬러 올라가면 콜레스테롤에서 출발한 호르몬입니다. 에스트로겐, 안드로겐과 같은 다른 성호르몬도 마찬가지고요. 처음 콜레스테롤 구조에서 출발해 여러 효소를 만나 합성되고 또 합성되는 여러 단계를 거치면 각각의 필요한 호르몬으로 생성되어 분비되는 것이죠.

여성호르몬과 스트레스의 연결고리는 바로 이 호르몬 합성 과정에 있습니다. 좀 어려울 수 있지만 코르티솔과 성호르몬의 합성이 콜레스테롤에서 출발한다는 것만 기억하면 됩니다.

스트레스로부터 우리를 방어하려면 코르티솔이 필요합니다. 수요가 늘어나면 공급도 늘어나야 하는 법입니다. 코르티솔이 필요한 만큼 그쪽으로 많이 합성하다 보면 중간 단계에 있는 프로게스테론이 얼마 남지 않게 되죠. 프로게스테론의 양이 자꾸 줄어들고 코르티솔을 생성, 분비하는 방향으로 집중하게 되는 겁니다. 상대적으로 줄어든 프로게스테론의 합성은 에스트로겐과의 균형을 깨버립니다.

사실 이건 자연의 섭리와 지혜로 일어나는 일입니다. 몸에서 쓸 수 있는 자원은 한정적이기 때문에 스트레스 방어에 집중할 수 있도록 자원을 최대한 활용하는 것이죠. 스트레스를 받아 화가 치솟을 때는 성호르몬을 만드는 게 중요한 일이 아닙니다. 급한 불부터 꺼야 합니다.

아주 오랜 옛날의 인류는 이런 스트레스 방어에 필요한 기간이 별로 길지 않았기 때문에 문제가 되지 않았습니다. 하지만 지금은 스트레스를 받지 않는 시기가 별로 없기 때문에 문제가 되고 있습니다. 계속 부신이 '열일'하며 코르티솔을 분비하다가 결국은 고갈되어 만성피로가 되는 지경에 이르게 됩니다.

스트레스 때문에 심신이 지치고, 프로게스테론과 에스트로겐 사이의 균형조차 엉망이 되어버립니다. 그렇다면 균형을 잃고 에스트로겐의 세력이 높아져버린 우리 몸에서는 과연 어떤 일들이 일어날까요?

6 모든 균형에는 이유가 있다

에스트로겐 우세가 가져오는 피로의 악순환

여성호르몬에서 양보다 중요한 것은 에스트로겐과 프로게스테론의 비율입니다. 에스트로겐을 적절히 견제하는 호르몬이 바로 프로게스테론이죠. 그래서 에스트로겐이 우세하고 프로게스테론이 저하되는 상황이 오면, 우리 몸은 여러 불편한 증상을 보이게 됩니다. 그런 상황을 '에스트로겐 우세 혹은 에스트로겐 도미넌스dominance'라고 합니다.

이런 불균형은 왜, 어떻게 생기는 것일까요? 우선 앞에서 이야기한 스트레스가 원인이 될 수 있습니다. 스트레스 탓에 프로게스테론이 낮아지는 과정은 앞에서 이야기했습니다. 그다음으로 식습관을 들 수 있습니다. 패스트푸드, 인스턴트 식품으로 끼니를 자주 때운다면 에스트로겐을 처리하는 데 필요한 영양소를 공급받기가 어려워집니다. 에스트로겐은 분비되어 제 역할을 다하고 나면 간에서 대사되어 없어지는 과정을 거칩니다. 그런데 영양소가 부족해지면 간에서 제때 처리되지 못하고 몸에 오래 남아 에스트로겐 우세를 보이죠.

게다가 고탄수화물을 즐겨 먹으면서 운동도 하지 않으면 인슐린 분비가 높아지면서 에스트로겐이 더욱 활개를 치게 됩니다. 어떻게 혈당을 조절하는 인슐린이 에스트로겐에까지 영향을 미치는 것인지 의아할 수 있습니다. 높아진 인슐린은 간에서 에스트로겐의 활동을 조절하는 단백질의 합성을 방해합니다. 그래서 에스트로겐 우세를 보이게 되죠. 비만일 경우에는 지방세포에서도 에스트로겐을 생성할 수 있어서 불균형을 초래하기도 합니다.

이것만이 아닙니다. 우리 몸에서 호르몬 교란을 일으키는 환경호르몬도 있습니다. 우리 몸은 플라스틱으로 만들어진 생활용품을 비롯해서 살충제, 제초제, 화장품 등을 통해 환경호르몬에 쉽게 노출되어 있습니다. 이 환경호르몬이 에스트로겐과 비슷한 작용을 하게 되면서 불균형을 초래하는 것이죠. 여성호르몬의 불균형을 초래할 수 있는 요인은 이렇게 다양합니다.

에스트로겐이 우리 몸에 필요하고 좋은 역할을 하지만, 과한 경우에는 부작용처럼 안 좋은 반응이 나타날 수 있습니다. 그걸 견제하는 것이 프로게스테론의 역할 중 하나죠. 에스트로겐 우세로 나타나는 대표적인 증상은 바로 앞에서도 이야기한 생리전증후군입니다. 생리전증후군의 원인이 에스트로겐 우세증이라고 딱 잘라 말할 수 없지만 여러 유력한 요인 중 하나로 보고 있습니다. 또한 에스트로겐이 지나치게 우세하면 과다한 생리 양과 불규칙한 생리 주기, 자궁근종이나 유방낭종과 같은 질환의 발생 위험도 높아집니다. 내분비계에 영향을 미쳐 신진대사 능력도 떨어지면서 피로도가 훨씬 높아질 수 있고요. 피곤해서 여성호르몬이 불균형해졌는데, 이 불균형으로 더 피곤해지는 여성 피로의 악순환이 반복되는 겁니다. (여성 피로의 악순환을 설명하기만 했는데도 급 피로가 몰려오네요.)

건강의 비결은 항상성을 지키는 것

항상성은 우리 몸이 여러 환경 변화에 대응하여 내부 상태를 일정하게 유지하려고 하는 현상을 말합니다. 그래서 일정한 체온을 유지하는 것도, 일정한 혈압을 유지하는 것도, 적절한 혈당으로 조절하는 것도 모두 항상성에 속하죠. 건강을 유지하는 비결이 바로 항상성을 잘 지켜내는 것이라고 할 만큼 중요합니다.

항상성을 유지하기 위해 우리 몸에서 가장 많이 사용하는 방법이 바로 호르몬입니다. 주변의 환경을 감지하고 변수가 있으면 그에 맞게 호르몬을 통해 신호를 보내죠. 항상성을 잘 지켜내는 것이 건강의 비결이라고 했으니 호르몬의 균형을 잘 유지하는 것 역시 건강의 비결이라고 할 수 있습니다. 부신 피로와 여성 피로에서 벗어나는 방법이기도 하죠. 모든 균형에는 이유가 있답니다.

Y존의 면역력을 떨어뜨리는 생활 습관

- 면이 아닌 나일론, 합성섬유 소재의 속옷을 입는 것
- 꽉 끼는 바지, 레깅스를 즐겨 입는 것
- 생리대를 자주 교체하지 않는 것
- 비누나 보디워시로 생식기를 씻는 것
- 용변 닦을 때 뒤에서 앞쪽으로 닦는 것
- 당분을 많이 섭취하는 것*

*** 당분 섭취와 질염의 상관관계?**

질염의 원인 중 하나인 칸디다라고 하는 곰팡이는 당분이 높으면 더 잘 증식하는 특징이 있습니다. 그래서 당뇨나 비만, 다낭성난소증후군이 있는 경우, 인슐린 저항성으로 당 조절이 어려워져 질염이 쉽게 걸릴 수 있습니다.

Y존의 건강한 환경을 유지하려면

건강한 질내 환경이란?
pH 4~5 정도의 약산성을 유지하는 것.
염기성을 띠는 일반적인 비누, 보디워시로 과도하게 세척하면 약산성 환경이 무너집니다.
약산성을 유지해주는 여성청결제로 Y존을
청결하게 관리해주세요.

여성청결제와 질세정제를 혼동하지 마세요!

	여성청결제	질세정제
분류	화장품	일반의약품
용도	외음부 청결을 위한 세정 (질 내부 세정 ×)	질 내부와 외부를 세척하고 소독하는 질염의 치료와 예방
사용 방법	(클렌저 타입의 경우) 적당량을 덜어 외음부를 세척하고 물에 헹궈낸다.	제품설명서에 안내되어 있는 비율로 용액을 희석하여 질 내외를 세정한다.
사용 횟수	주 2~3회 사용 매일 사용 가능한 제품도 있다.	질염 치료시 1일 1~2회 사용
주의 사항	클렌저, 오일 등 제형이 다양하여 그에 맞는 사용법을 반드시 확인한다.	여성청결제처럼 자주 사용하면 유익균까지 모두 없애 오히려 면역력을 무너뜨릴 수 있다. 질염 증상이 있을 때 단기간 사용한다.

Y존의 면역력을 지키는 영양제

❶ UREX 프로바이오틱스

(2종 유산균 '락토바실러스 람노수스 GR-1, 락토바실러스 루테리 RC-14' 조합)

❷ 리스펙타(Respecta®) 프로바이오틱스

(2종 유산균 '락토바실러스 애시도필루스 GLA-14(LA-14)', '락토바실러스 람노수스 HN001' 조합)

- 식약처에서 인정한 질 건강 기능성 원료
- 젖산(Lactic acid)을 생성해서 적절한 약산성 환경을 유지
- 나쁜 균을 잡는 물질(H_2O_2, 박테리오신) 생성
- 꾸준히 섭취하면 장을 통과해 항문에서 질까지 도달하여 정착

7 아파서 피곤한 걸까, 피곤해서 아픈 걸까?

우리나라는 병원의 접근성도 매우 좋고 국민건강보험도 잘되어 있습니다. 그래서 어디가 확실히 아프지 않아도 일상생활에서 불편한 느낌이 들거나 혹은 오늘은 괜찮은데 앞으로 더 심하게 아플 것 같을 때 쉽게 병원을 찾습니다. 배가 아프면 내과, 치아가 아프면 치과, 눈이 아프면 안과, 뼈가 부러졌을 때는 정형외과 등 아플 때 어떤 병원을 찾아가야 하는지도 명확하죠. 그런데 피로가 심할 때는 어디로 가야 할까요? 막연히 피로감을 느끼고 있는 분들은 어디로 가야 할지 고민이 됩니다. 막상 병원에 가서 의사 선생님께 너무 피곤해서 왔다고 말하는 걸 상상하니 어색하기까지 하죠.

앞서 프롤로그에서도 언급했듯이 만성피로 '증후군'은 "몇 가지 증상이 함께 나타나지만 그 원인을 밝히지 못하거나 하나의 원인이 아닐 때"를 말합니다. 즉 다른 질환은 없지만 생활에 지장을 줄 정도로 피로가 장기간 이어지는 것을 만성피로증후군이라고 할 수 있습니다. 그렇지만 질병으로 인해 나타나는 피로감이라면 이야기가 달라집니다. '질병 치료'가 우선입니다. 만성피로에 좋다는 것을 모두 시도해보더라도 질병 치료가 선행되지 않으면 소용이 없습니다. 그래서 심한 피로감에 시달리고 있다면 맨 먼저 질병 때문은 아닐까 생각해보고 확인하는 단계가 필요하죠. 이 단계를 놓치고 본인에게 질병이 있는지도 모른 채 "피곤해 죽겠어"라는 말을 입에 달고 있는 분들도 많습니다.

사실 '피로감'은 여러 가지 질병에서 대표적인 증상으로 나타납니다. 하지만 초기에는 겉으로 뚜렷하게 보이는 염증 반응이나 통증이 없어서 쉽게 알아차리지 못하곤 하죠. 피로감은 있는데 병원에 가야 할지 말아야 할지 고민된다면 뒤이어 나오는 체크리스트를 확인해보세요. 피로감과 더불어 의심되는 증상이 한두 가지 더해진다면 병원에서 검사를 받아보셔야 합니다. 그렇다면, 피로로 일상생활이 힘들 때 의심해볼 수 있는 대표적인 질환들에는 어떤 것들이 있을까요?

철 결핍성 빈혈

만성피로를 주제로 연 동네 소모임에서 젊은 20대 여성 한 분이 손을 들어 질문했습니다. "빈혈이 있다고 진단을 받았는데, 약 대신 해결하는 방법은 없을까요? 빈혈약만 먹으면 속이 불편해져서 정말 못 먹겠어요." 그녀는 평소 무기력하고 피로감이 심해서 만성피로 소모임에 오게 되었다는 이야기도 함께 털어놓았습니다. 이분의 이야기대로 '철 결핍성 빈혈'은 피로감을 보이는 대표적인 질병입니다. 빈혈이라고 하면 어지럼증부터 떠올리는 분들도 많지만, 어지럼증 없이 종일 무기력한 상태를 보이는 경우도 있습니다.

철분은 혈액 속 산소를 운반하는 적혈구를 만드는 데 필요한 미네랄입니다. 철분이 부족하면 적혈구 생성이 낮아지고, 적혈구를 통해 공급받아야 하는 산소도 줄어들죠. 산소가 부족한 공간에 들어가면 활동하기 어려운 것처럼, 산소를 원활히 공급받지 못한 조직과 세포들도 힘들어합니다. 그게 몸 전체적으로는 피로감으로 느껴지게 되죠.

철분은 기본적으로 식사를 통해서 충분히 섭취해야 하는데, 다이어트를 하거나 채식 위주의 식단을 하게 되면 철분 섭취량이 적어집니다. 또한 여성의 경우 생리 양이 많으면 혈액 손실이 커져서 빈혈이 생기기 쉬워지죠. 임신 기간에는 몸에 필요한 혈액량이 늘어나기 때문에 반드시 섭취해야 하는 영양제이기도 합니다. 철 결핍성 빈혈은 적혈구를 구성하는 단백질인 헤모글로빈 수치(성인의 정상 범위: 여성 12gm/dL, 남성 13gm/dL 이상)를 보고 진단합니다. 철 결핍성 빈혈을 치료하는 것은 간단합니다. 철분제를 복용하면 되죠. 실제로 복용을 시작한 지 2~3일이 되면 증상이 좋아지는 느낌을 받고, 1-2주 후에는 수치도 올라오지만 그렇다고 해서 복용을 끝내선 안 됩니다. 몸속에 저장 철이 충분히 확보되려면 적어도 4-6개월 이상은 꾸준히 복용해야 하죠. 물론 철분이 풍부한 식단도 평소에 잘 챙겨야 합니다. 그리고 속 쓰림과 변비가 걱정된다면 관련 부작용이 낮은 철분제 제품도 있으니 약사님과 상담하면 됩니다.

갑상선 질환

갑상선은 부신과 마찬가지로 호르몬을 생성하는 장기입니다. 요오드를 대사해서 갑상선 호르몬을 만들고 분비하는 기관이죠. 갑상선 호르몬의 역할은 너무나도 많지만 대표적으로 체온과 기초대사를 유지하는 기능이 있습니다. 기초대사라고 하니 낯설지는 않죠? 다이어트에 관심을 두면 한 번쯤은 꼭 듣게 되는 '기초대사량'과 같은 의미입니다. 앞서 건강의 비결이 호르몬 균형을 통해 항상성을 지키는 것이라고 이야기한 것처럼 갑상선 호르몬도 균형이 중요합니다.

갑상선 호르몬이 비정상적으로 과다 분비되면 기초대사가 올라가서 체중이 감소하고, 열이 많아지면서 땀이 많이 납니다. 밤에는 늦게까지 잠을 이루지 못하고, 아침에는 일어나기가 너무 어려워지죠. (부신이 고갈되어 나타나는 반응과 비슷하죠?) 반대로 갑상선 호르몬이 잘 분비되지 않으면 식욕이 없는데도 살이 찝니다. 그리고 종일 무기력하고 나른한 상태가 되면서 동작이 느려지고 추위를 많이 타게 되죠. 이렇게 갑상선 호르몬이 증가하느냐, 감소하느냐에 따라 우리 몸의 대사가 달라집니다.

갑상선 이상이 생기는 주된 원인은 자가면역 반응입니다. 외부 침입자인 세균, 바이러스 등을 물리칠 때 나타나는 면역 반응이 내 신체를 대상으로 나타나는 것이죠. 정상적인 갑상선 세포를 공격해서 갑상선 기능 저하를 보이는 '하시모토 갑상선염'이 있고, 반대로 갑상선에 있는 수용체를 자극하여 갑상선 기능 항진을 보이는 '그레이브스병'이 대표적인 갑상선 관련 질환입니다. 그 외에 염증이나 종양, 결절 발생, 갑상선 절제, 요오드의 결핍 혹은 과잉, 특정 약물 복용 등과 같은 원인으로도 갑상선 이상이 생길 수 있습니다.

갑상선 호르몬 분비에 이상이 있다고 진단받게 되면 약물치료를 해야 합니다. 이때 필요한 약물은 크게 갑상선 호르몬의 생성을 감소시키는 항갑상선제와 호르몬을 보충해주는 갑상선호르몬제로 나뉩니다. 갑상선 약은 단기간 복용하는 것이 아니라 꾸준하게 복용하며 관리해야 하죠. 자가면역질환이 원인인 경우에는 치료약이 없기 때문에 평생 약을 복용해야 합니다.

간 질환

간 기능이 떨어지면 피로해지는 것은 사실입니다. 다만 모든 피로의 원인을 간으로 지목하고 간 영양제부터 찾지는 말자는 거죠. 간은 해독 기능을 담당하는 중요한 장기입니다. 우리 몸으로 들어오는 각종 물질을 처리하고 대사하여 피로물질과 독성물질이 쌓이지 않도록 해주죠. 그리고 지용성 비타민을 비롯한 여러 영양소를 저장해두는 장기이기도 합니다. 당연히 이런 역할을 맡은 간이 피곤해지면 몸도 피로해집니다. 피로가 간 질환의 대표적인 증상이지만, 복부 통증이나 피부와 눈 흰자위가 노래지거나 소변 색이 눈에 띄게 갈색으로 진해지는 황달 증상이 나타나기도 합니다.

간을 피곤하게 만드는 일은 생각보다 어렵지 않습니다. 대표적으로 음주가 있죠. 어제도 술, 오늘도 술, 내일도 술을 마시며 간을 괴롭히면 알코올성 간염이나 지방간이 올 확률이 높아집니다. 바이러스로 인한 간염도 간을 피로하게 합니다. 그래서 전염되지 않도록 주의해야 하죠. 간염 보균자인 경우는 어떨까요? 바이러스가 몸 안에 있지만 간에 염증을 일으키지 않는 상태이기에 모두 치료가 필요한 것은 아닙니다. 단 6개월마다 검사를 받으며 관찰하면서 간에 부담을 줄 수 있는 약물이나 음주는 피해야 합니다.

만약 간세포가 손상되어 간 효소 수치가 정상 범위를 벗어난 것으로 나오면, 원인에 맞게 적절한 치료를 받아야 합니다. 바이러스성 간염이라면 항바이러스제를 복용하며, 간세포를 보호하고 기능을 개선해주는 약물을 복용합니다. 간 영양제로 익히 알려진 우르소데옥시콜산(UDCA), 실리마린 같은 성분들이 이런 경우에 활용되죠. 꾸준히 약물치료와 병원 진료를 받으면서 간 기능이 회복되는지 확인해야 합니다.

피로도 완치가 될까요?

우선 피로한 내 몸의 건강 상태를 확인합시다. 가장 기본적인 검사는 혈액검사입니다. 혈액검사를 통해 헤모글로빈, 갑상선 호르몬, 간 효소처럼 건강 상태를 가늠해 볼 수 있는 여러 수치를 확인해보면 됩니다. 기본적인 혈액검사는 내과, 가정의학과에서 받을 수 있고, 검진센터를 운영하는 병·의원에서도 받을 수 있습니다. 만약 검사 결과 수치가 정상 범주에 있지 않을 경우에는 필요에 따라서 초음파나 기타 영상검사를 받게 됩니다.

이렇게 검사를 통해 특정 질병으로 진단을 받았다면 의사 선생님과 상담하여 그에 맞는 치료 계획을 잘 따라야 합니다. 그것이 완치의 길이죠. 아파서 피곤할 때는 질병을 잘 치료하고 관리하는 것이 우선입니다. 검사 수치는 정상이고 질병은 없는 것으로 확인된다면 뒤이어 나올 옐로카드와 레드카드 솔루션을 쭉 따라오세요. 피곤한 상태를 방치해서 질병이 생기는 일도 막아야죠.

지금부터 아파서 피곤한 건지, 피곤해서 아픈 건지 확인해볼까요?

간 질환이 있는 사람은 다른 약 복용을 피해야 할까?

간과 '피로'의 관계만큼이나 많은 사람이 오해하고 있는 것 중 하나가 간과 '약'의 관계입니다. 약을 복용하면 우리 몸속에서 흡수, 대사, 배설 과정을 거쳐서 몸 밖으로 나가게 됩니다. 특히 '간'은 대부분의 약물이 대사되는 주요 장기죠. 그래서 많은 사람이 간 질환이 있을 때 다른 약까지 복용하면 큰일이 난다고 생각합니다.

하지만 간 질환이 있다고 해서 무조건 약을 피할 것은 아닙니다. 간 질환자에게 금기인 약들도 분명히 있지만 본인에게 맞는 용량으로 조절해서 복용하는 약들도 있고, 간 장애가 있어도 용량 조절 없이 복용할 수 있는 약들도 있습니다. 전문가의 상담을 통해 본인의 간 상태에 무리가 가지 않는 선을 찾는 것이 중요합니다. 이것은 부작용과 치료 용량의 균형을 맞추는 과정입니다. 간에 조금이라도 무리가 갈까 싶어 아픈데도 약을 거부하는, 간에 대한 무조건적인 사랑은 내 몸을 위한 참사랑이 아니에요.

빈혈 때문일까?

빈혈은 인체 조직에 공급하는 산소의 양이 줄어들 때 증상이 나타납니다. 빈혈의 증상은 정도와 발생 속도에 따라 매우 다양하죠. 가장 대표적인 증상은 어지러움과 피로지만 다음과 같은 증상이 동반된다면 빈혈을 의심해볼 수 있습니다.

- **피부 및 점막 이상**: 창백한 피부, 손톱의 광택이 사라짐, 손톱이 쉽게 부서지고 오목하게 변형됨.
- **호흡기 및 순환기계 증상**: 호흡 곤란, 가슴 통증, 빠르거나 불규칙한 심장박동, 부종 등
- **신경근육계 증상**: 두통, 팔다리가 저리거나 차가움, 이명, 쉽게 추위를 느낌, 쉽게 피로함, 불안증, 근력의 저하 등
- **소화기계의 증상**: 식욕부진, 구역질, 구토, 복부 불쾌감, 변비, 설사 등
- **생식비뇨기계 증상**: 월경 장애, 성욕 감퇴, 경도의 단백뇨 및 신장 기능 장애 등

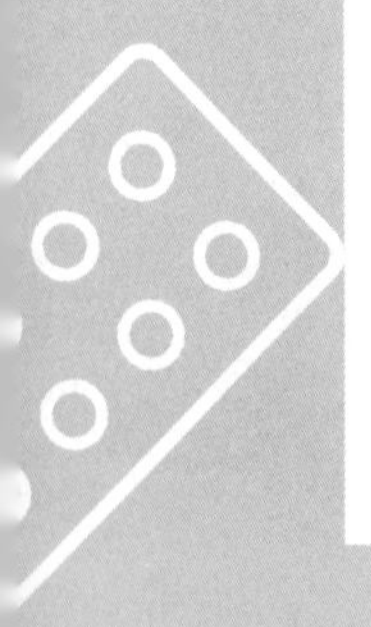

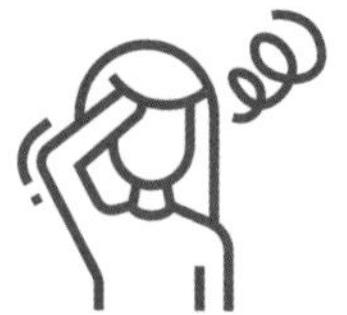

갑상선 질환 때문일까?

갑상선 질환에 걸리는 사람은 여성이 남성보다 8~10배 정도 많고, 평생 8명 중 1명의 여성이 갑상선 질환에 시달리게 된다고 합니다. 특히 여성호르몬과 관련이 크기 때문에 생리, 임신과 출산, 불임, 폐경, 에스트로겐/프로게스테론 농도, 심혈관계 질환 그리고 골다공증 등 여러 문제와 연관되어 나타납니다.

	갑상선 기능 저하증	갑상선 기능 항진증
주원인	하시모토 갑상선염 (자가면역질환)	그레이브스병 (자가면역질환)
외모, 목소리 변화	부은 눈과 얼굴, 처진 눈꺼풀, 얇고 거칠며 건조한 모발, 거칠고 건조한 비늘성의 두꺼운 피부, 쉰 목소리와 느린 말투	돌출된 눈, 충혈된 눈, 건성안, 때때로 시야 흐림, 복시
기타 증상	초기 증상: 갑상선이 통증 없이 단단해지고 살짝 부어오름, 목이 그득한 느낌 변비, 추위를 잘 탐, 손 저림 또는 통증, 심장박동이 느려짐, 혼돈, 건망증 및 우울증	빠른 심박수, 고혈압 및 체중 감소, 땀을 많이 흘리며 항상 아주 따뜻하다고 느낌, 손 떨림, 초조, 불안, 수면 장애, 잦은 배변에 때때로 설사가 함께 나타남, 여성의 경우 월경 기간이 불규칙해지거나 중단됨

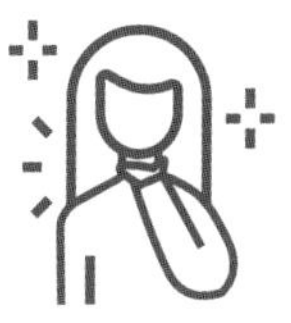

간 질환 때문일까?

간은 침묵의 장기라고도 합니다. 간에 질환이 생겨도 별다른 증상이나 이상이 나타나는 경우는 드물어서 발견하기 어려워 붙은 별명입니다. 대부분은 건강검진을 통해서 처음 발견되는 경우가 많고, 질환이 서서히 진행되면서 간에 손상을 입히기 때문에 합병증이 첫 증상으로 나타나 발견되는 경우들도 있습니다.

❶ 바이러스 간염

- 급성 증상: 황달, 흑색 소변, 식욕부진, 오심, 근육통, 심한 피로, 오른쪽 윗배 압통, 무증상
- 만성 증상: 무증상부터 피로감, 전신 권태, 황달, 식욕부진 등

❷ 지방간

- 피로감, 변비, 식욕부진, 옆구리에 무거운 느낌 등

바이러스성 간염의 특징

구분	A형 간염	B형 간염	C형 간염	D형 간염	E형 간염
임상 결과	급성	급성/만성 급성 질환에 걸린 성인의 5~10%는 만성 질환으로 전환	급성/만성 급성 질환에 걸린 성인의 대부분은 만성 질환으로 발전	급성/만성	급성
감염 경로	대변 구강	비경구적 감염된 혈액이나 체액을 통해	비경구적 성적 접촉, 혈액 및 체액을 통해	비경구적	대변 구강

Q.
나는 어떤 식으로
피로를 느끼는지 정리해봐요.

옐로카드를 받은 사람의 솔루션

2장

약국에서 근무하다 보면 여러 사람을 만납니다. 주로 당장 약으로 해결하고 싶은 마음에 약국으로 찾아오시는 분들이죠. 마음만은 그들이 건강해질 수 있도록 돕고 싶습니다. 그런데 이야기를 들어보면 약으로 해결할 문제가 아닌 것들도 많습니다. 사소한 생활 습관의 변화가 필요한 경우도 적지 않죠.

사실 올바른 생활 습관이 무엇인지는 말하지 않아도 이미 다 알고 있습니다. 뻔한 이야기들이기 때문입니다. 익숙해진 습관을 변화시키는 것은 쉽지 않지만, 그런 사소한 부분들이 모여서 건강을 해칩니다. 시간이 오래 걸릴 수도 있지만 우리가 스스로 알아차림으로써 하나씩 바꿔나가다 보면 당장 약을 먹는 것보다 더 건강한 삶을 지킬 수 있습니다.

그러기 위해선 먼저 본인의 현재 상태를 스스로 알아차리는 게 중요합니다. 증상만을 보는 게 아니라 평소 생활도 함께 돌이켜보는 겁니다. 자주 먹는 음식이 무엇인지, 기상 시간과 취침 시간은 언제인지, 수면 환경은 어떤지 체크해 보는 것이죠. 그리고 나의 체력이 지금 어디쯤 와 있고 스트레스를 어느 정도 받고 있는지. 내 심신이 휴식을 원하는 건 아닌지, 어떤 방법의 휴식이 맞는지, 기분 상태는 어떤지 등 의학적 수치로는 표시할 수 없는 '지금의 내 상태'를 인지하고 있어야 합니다.

1 좋은 음식을 잘 먹기

피로를 부르는 식단을 아시나요? 영양제를 찾기 전에 우리가 꼭 알고 있어야 하는 것들이 있습니다. 바로 영양소죠. 우리가 매일 먹는 음식 중 피로를 부르는 식단이 있습니다. '골고루 먹어라' '편식하지 말아라' 우리가 어렸을 때부터 잔소리로 들어왔던 이 뻔한 이야기가 과연 세포 입장에도 흘려들을 수 있는 말일까요? 영양소 불균형이 우리에게 어떻게 피로를 주는지 한번 살펴보겠습니다.

에너지를 만들려면 에너지원이 필요한데, 일반적으로 우리는 음식물을 섭취해 에너지를 얻습니다. 탄수화물, 단백질, 지방! 이것들이 칼로리, 즉 열량을 내는 영양소들입니다. 음식물은 위에서 분해, 흡수되어 포도당으로 바뀌는데, 실제로 우리 몸속 세포가 이용할 수 있는 에너지 상태, 즉 ATP로 변환되기까지는 몸속의 수많은 대사 회로들을 거칩니다. 이 회로들은 시계태엽의 톱니바퀴처럼 서로 맞물려서 돌아가고 있습니다. 여기서 생성된 중간 대사물들이 또 다른 회로의 진행에 영향을 미치면서 에너지를 만들어내죠.

이 과정에서 중요한 역할을 하는 것이 비타민과 미네랄입니다. 톱니바퀴가 삐걱거리지 않고 잘 돌아가게 하는 윤활유 같은 역할을 하죠. 대사가 원활하게 돌아갈 수 있게 도와주는 중요한 역할을 하기 때문에 반대로 이것이 없으면 우리 몸의 에너지 대사가 쉽지 않습니다.

우리 몸의 에너지 공장은 칼로리와 영양소를 모두 필요로 합니다. 문제는 에너지원인 칼로리만 주로 섭취하다 보면, 힘을 내기 위해 몸속에 저장되어 있는 영양소들을 빼내서 쓴다는 겁니다. 그 결과 영양소가 부족하면 에너지가 제대로 만들어지지 못해 피로해지게 되는 것이죠. 게다가 지속적으로 스트레스를 받는 상황에서는 영양소 요구량이 높아져 피로감이 더욱 쉽게 느껴집니다. 그래서 칼로리와 영양소를 고루 섭취해야 하죠. 배부르게 먹었는데도 오히려 영양 결핍이 올 수 있는 겁니다. 골고루 먹으라는 말은 잔소리가 아닙니다. 세포의 외침입니다.

에너지로 쓰고 남은 포도당은 글리코겐으로 형태를 바꾸어 간과 근육에 저장됩니다. 그러다 에너지가 필요할 때마다 포도당 형태로 다시 변환시켜 사용합니다. 이 과정들 역시 호르몬(인슐린, 글루카곤)의 신호에 따라 조절됩니다. 그런데 부신 피로가 있으면 혈당 조절이 쉽지 않습니다. 에너지가 필요할 때 저장된 에너지원을 활용하지 못하고 먹는 것으로만 에너지 생성을 의존하게 됩니다.

당이 떨어지면 당장 당을 올리기 위해 달달한 간식을 찾게 됩니다. 빵, 케이크, 브라우니 등 정제된 설탕과 탄수화물이 들어간 음식을 많이 섭취하죠. 먹을 때는 혈당이 빠르게 올라 힘이 나지만, 인슐린의 '열일'로 얼마 지나지 않아 당이 뚝 떨어지며 다시 달달한 간식이 생각납니다. 악순환의 반복입니다.

한 주 동안 내가 먹은 음식, 혹은 오늘 하루의 식단이라도 한번 쭉 적어 보는 건 어떨까요? 내 입으로 들어간 음식들이 세포 공장에서 에너지 회로를 잘 돌릴 수 있도록 만들었는지 아니면 제대로 돌아가지 못하게 롤러코스터를 태우며 방해했는지 확인해보세요. 더 이상 피로하고 싶지 않다면 세포의 외침에 귀 기울여야 합니다.

숙취가 생기는 이유

위장에서 흡수된 알코올의 10퍼센트는 호흡, 소변, 땀으로 배출되고 90퍼센트는 간에서 대사됩니다. 알코올 분해 과정에서 발생하는 아세트알데히드가 아세트산으로 분해되지 못하고 체내에 남아 숙취(어지러움, 메스꺼움, 구토, 두통, 호흡곤란 같은 증상)를 일으키죠.

좋은 숙취 해소제를 구입하는 방법

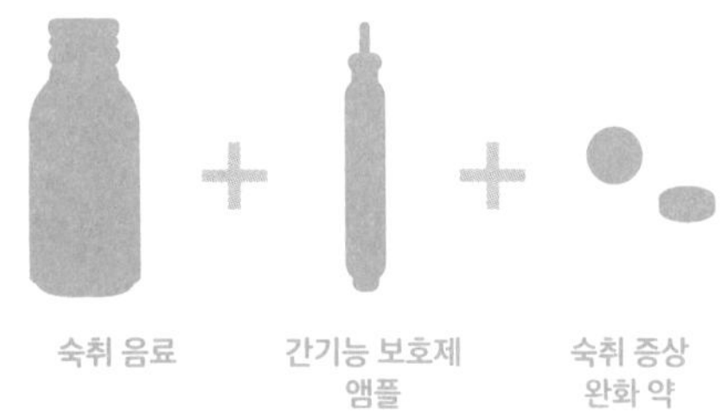

'본인의 숙취 스타일에 맞춰서' 트리플 세트로 조합하기

헛개로 만든 드링크는 약은 아니고 음료입니다. 드링크 한 병만 먹는 것보다는 일반의약품인 간기능 보호제 앰플을 함께 드시면 알코올에 지친 간을 도와줄 수 있습니다. 여기에 더해 울렁거림, 소화불량 등 본인의 증상에 맞게 조합하여 드시길 추천합니다. 약국에 가서 그냥 "숙취가 심해요"라고만 말하지 말고, 숙취로 괴로운 증상을 구체적으로 이야기하세요!

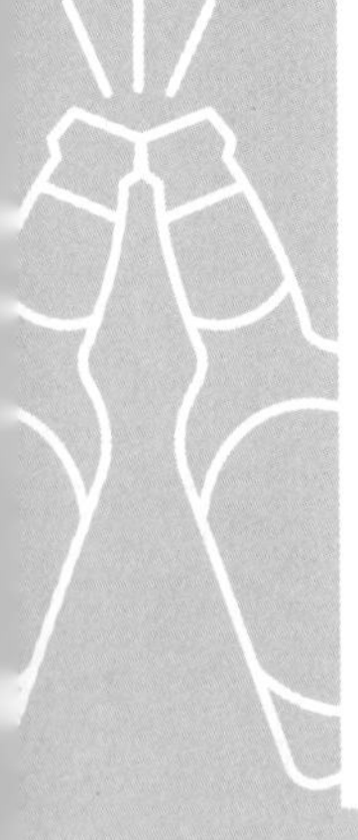

숙취 스타일에 따른 솔루션

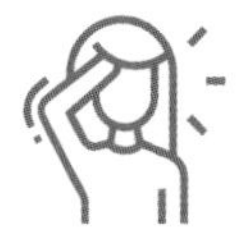

두통이 심하다면

- 타이레놀, 게보린과 같은 '아세트아미노펜' 성분 진통제는 심각한 간 손상을 유발할 수 있으므로 절대 금기
- 두통을 유발하는 아세트알데히드가 빨리 분해될 수 있도록 수분 공급을 충분히 하세요.

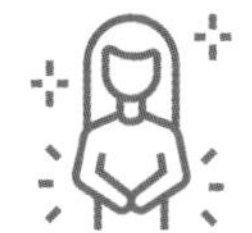

속쓰림이 심하다면

- 겔포스, 알마겔 같은 제산제를 복용하여 당장의 속쓰림을 달래기
- 알코올 자체가 위점막 손상을 야기하므로 평소 잦은 속쓰림을 느낀다면 과음은 피하세요.

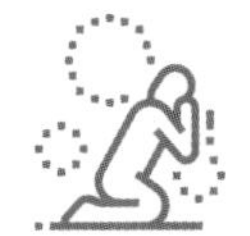

토하고 속이 울렁거린다면

- 구토와 울렁거리는 증상을 완화하는 트리메부틴 성분 위장약 복용
- 인진오령산, 반하사심탕과 같은 한약제제도 숙취로 인한 위장장애에 도움이 됩니다.

음주 전후로 먹으면 위험한 약

1. 타이레놀(아세트아미노펜)	간독성 유발 물질 축적으로 간 손상 초래
2. 고지혈증약, 무좀약	간 대사 기능 저하로 체내 체류 시간 증가, 부작용 위험 초래
3. 메트로니다졸	구역, 구토 등 심각한 숙취 증상 유발
4. 항히스타민제	중추신경 억제 효과 증대로 각종 안전사고 위험 증가
5. 소염진통제, 항혈전제	위장관 출혈 부작용 위험 증대
6. 항우울제	세로토닌 과다 분비로 세로토닌 증후군(혈압 증가, 발한, 어지럼증 등) 부작용 증가

2

잘 쉬기 위한 버튼 누르기

"응, 나 지금 쉬고 있어."

사람들은 쉰다고 말하면서 무엇을 하고 있을까요?

음악 듣기, 독서, 텔레비전 보기, 잠자기, 멍 때리기, 수다 떨기, 산책하기, 게임하기, 기타 취미 활동 등 일을 하지 않는 시간에 할 수 있는 것들에는 여러 가지가 있습니다. 우리는 보통 이런 것들을 하면서 쉰다고 말하죠.

주말에 쉰다고 누워서 텔레비전을 보고 뒹굴어도 컨디션은 여전히 별로인 날이 있습니다. 아무리 길게 자도 몸이 무겁게 느껴지는 날도 있고요. 왜 그런 걸까요? 아무리 쉬어도 왜 피로는 풀리지 않는 걸까요? 제대로 잘 쉬고 있는 걸까요? 대체 '잘 쉰다'는 것은 무엇일까요?

쉬다 = 아무것도 안 한다, 잔다, 누워 있다, 멍 때린다

사실 쉰다는 것을 이런 말과 동의어로 생각하는 사람들이 많습니다. 하지만 그건 오해입니다. 우리 몸은 천문학적인 개수의 세포로 이루어져 있습니다. 그래서 우리 몸이 피곤하다는 말은 세포도 피곤하게 느끼고 있다는 말이죠. 쉬는 것도 '세포 입장'에서 쉬어야 유효합니다. 피곤하다고 가만히 누워 있어도 여전히 피곤한 이유는 세포가 쉬고 있다는 느낌을 전혀 받지 못하기 때문이죠.

(세포 입장에서) 쉬다 = 이완하다

우리 몸을 긴장시키는 호르몬이 있을 때 세포는 그것을 극복하기 위해 '열일'을 합니다. 평소 업무에 집중하거나 신경을 곤두세우면 딱 그런 상황이 되죠. 반대로 우리 몸을 이완시키는 호르몬 신호가 있어야 세포는 쉰다고 느낀답니다. 휴가를 떠나 여유를 만끽할 때에는 우리 몸을 이완시켜주는 호르몬이 저절로 알아서 나오겠지만 평소에는 그러기가 쉽지 않죠. 야근을 반복하고, 마감이 코앞인 프로젝트를 앞두고 있으면, 집에 와서도 일에 대한 스트레스가 옷 벗듯이 쉽게 벗어지질 않습니다. 마음은 여전히 꽉 쪼여 있는 상태인 거죠.

그런데 세포가 쉬도록 누를 수 있는 버튼이 있다는 걸 아시나요? 그 버튼을 누르면 이완하는 호르몬이 나옵니다. 그리고 그 방법은 생각보다 간단하답니다. 바로 '심호흡'을 하는 것입니다.

잘 쉬려면 숨을 잘 쉬자

잘 쉬는 방법이 숨쉬기에 있다고 하니 김빠진 분도 있을 겁니다. 간단하다 못해 너무 소박하기까지 하니까요. 숨 쉬는 건 죽기 직전까지 계속하는 일이니 특별한 비법과는 거리가 있어 보입니다. 하지만 생각해볼까요? 우리 몸을 이완시키는 데는 크게 숨을 마셨다가 내뱉는 것만큼 확실한 게 없습니다. 발표나 면접을 앞두고 긴장할 때 다들 이렇게 하죠. '크게 심호흡을 해보자.' 심호흡을 하면 교감신경(긴장)을 억누르고 부교감신경(이완)이 활성화됩니다. 뇌에서는 알파파(안정 뇌파)가 나오게 되고요. 심호흡에 대한 의학적인 근거가 분명히 있습니다.

의학적인 근거만이 아닙니다. 오래전부터 인류는 몸을 이완시켜주는 버튼인 호흡에 관해서 알고 있었습니다. 그 증거는 한자어인 '휴식休息'에 있죠. 이 휴식에서 '식息' 자는 '숨쉴 식'입니다. 코를 그려 나타낸 自(몸 자)와 심장을 나타내는 心(마음 심)을 함께 그려 공기가 코를 통해 몸속으로 들어가는 과정을 표현한 한자입니다. 그리고 굳이 한자까지 갈 필요도 없습니다. '몸을 쉬다' '숨을 쉬다'처럼 둘 다 '쉬다'로 표현하는 것도 우연이 아닐 겁니다.

하지만 이 방법이 간단할 뿐 쉬운 일은 아닙니다. 심호흡을 하는 일 자체는 쉽지만 일상 속에서 심호흡을 하려고 의식하는 일은 쉽지 않습니다. 그래도 희망적인 사실은 새해마다 다짐하는 몇 가지 중에 '심호흡하기'를 적어둔다면 다른 것들에 비해서는 정말 실천하기 쉬운 항목일 겁니다. 아니면 매일 꼬박꼬박 빠지지 않는 양치질과 같은 일상 습관들 뒤에 심호흡을 해도 됩니다.

피곤에 찌들어 이상 신호를 보내는 몸과 마음 상태를 느낀다면 휴대전화에 '심호흡하기' 알람을 맞춰 놓는 것도 좋습니다. 하루에 세 번 아침, 점심, 저녁으로. 그리고 그 알람이 울릴 때 열 번씩만 심호흡을 하면 됩니다. 복식호흡도 좋고, 흉식호흡도 좋습니다. 그저 공기를 마실 수 있는 데까지 최대한 들이마신 뒤 그만큼 길게 내뱉으면 됩니다. 건강해지기 위해 운동을 하고, 좋은 것을 먹고, 영양제를 챙겨 먹어볼까 싶은 생각이 든다면 심호흡도 챙겨보는 거죠. 간단하다고 해서 효과가 낮은 것은 절대 아니랍니다.

지금 한번 크게 숨을 들이마시고 뱉어볼까요?

3

세포도 자장가가 필요해

부신은 회복할 타이밍이 필요해요

"진짜 불면증을 낫게 하는 약이에요? 약 먹어봐야 그때뿐이던데." 약국에서 자주 듣는 말입니다. 당장 불면증을 낫게 하고 불편함을 줄여주는 약인지, 아니면 진짜 치유하고 회복을 돕는 약인지 궁금해하는 것이죠. 주변에는 수면장애를 호소하는 사람들이 꽤 있습니다. 약을 먹어도 그때뿐인 경우가 많죠. 지금의 불면증을 잠시나마 잊게 하는 방법이 아니라 정말 불면증에서 벗어날 수 있고 예방할 수 있는 근본적인 방법에는 어떤 게 있을지 정리해봤습니다. 수면제만 계속 먹을 수는 없잖아요.

수면을 나의 의지로 조절할 수 있다면 얼마나 좋을까요? 식이, 운동, 휴식의 경우 우리의 의지로 바꿀 수 있지만, 숙면은 잠에 대한 의지를 불태우고 눈을 감는다고 해서 할 수 있는 게 아닙니다. 수면의 질이 떨어지는 사람들은 숙면을 취하지 못해서 늘 피곤합니다. 피로가 쌓이면 부신 기능이 저하되어 불면이 생기기도 하죠. 악순환이 계속됩니다. 그 고리를 끊으려면 부신을 달래서 회복해야만 합니다.

부신 호르몬은 자정부터 새벽 동안 낮은 분비를 보이는데, 바로 이때가 부신이 쉬는 시간입니다. 만일 늦은 시각까지 깨어 있으면 휴식 시간을 충분히 가지지 못한 부신이 이튿날 더 괴로워할 수 있습니다. 그래서 밤 11시 전에는 자려고 노력해야 합니다. 아침에는 9시까지 충분히 자는 것이 좋고요. 부신 호르몬은 이른 아침부터 분비되기 시작하지만, 만성피로일 때에는 고갈되어 있기 때문에 아침 시간 동안 수면을 취하며 좀더 회복할 시간을 주는 겁니다. 부신이 고갈되지 않게 하고 회복할 여유를 주는 거죠.

멜라토닌에게도 시간이 필요해요

밤이 되면 뇌에 있는 송과선이라는 작은 호르몬 분비 기관에서 멜라토닌이라는 물질을 분비합니다. 이 물질은 저녁에 분비되기 시작해 잠을 자도록 신호를 보내기 때문에 수면 호르몬이라고 불립니다. 잠을 불러오는 자장가와 같은 호르몬 신호인 셈입니다. 멜라토닌은 빛의 양에 예민하게 분비됩니다. 인지되는 빛의 양이 줄어들면 호르몬이 분비되고 두 시간쯤 지나서 잠이 들지만, 빛을 받으면 멜라토닌 분비가 억제되면서 잠에서 깨어납니다. 멜라토닌도 잘 작용하려면 시간이 필요합니다. 숙면을 원한다면 잠들기 직전에 텔레비전과 스마트폰은 멀리해주세요. 대신 몸을 이완시키는 호흡을 하거나 가벼운 스트레칭을 하면 수면에 도움이 될 수 있습니다. 잠이 들 때까지 억지로 누워 있는 것보다는 다른 활동을 하면서 긴장된 정신을 풀어주는 것이 좋습니다.

약 없이 멜라토닌을 만들어내는 방법

지구는 자전을 하며 낮과 밤을 만듭니다. 그런데 이게

단순히 지구과학의 이야기만은 아닙니다. 우리 몸이 낮과 밤을 인식하면서 생체 리듬을 만들어내기 때문입니다. 밤에 멜라토닌 호르몬이 필요하다면 낮에는 세로토닌serotonin이라는 호르몬이 필요합니다. 세로토닌은 햇볕을 쬐면 분비가 촉진되기 때문에 종일 실내에서만 활동하는 사람에게는 부족할 수 있습니다. 이 호르몬은 멜라토닌의 원료가 되는 호르몬이죠. 그래서 이 호르몬이 부족하면 밤에 불면을 경험할 수 있습니다. 잠들기 전에는 빛을 피해야 하지만 낮에는 잠시라도 어두컴컴한 실내를 벗어나 햇볕을 쬐는 게 좋습니다. 우리 몸이 낮과 밤을 헷갈리지 않도록 도와주는 게 어떨까요? 낮은 낮답게! 밤은 밤답게!

아드레날린, 세포에게는 최악의 자장가

쉬고 자야 하는 타이밍에 강도 높은 운동을 하는 사람들이 있습니다. 그렇게 운동을 하면 교감신경이 흥분하고 아드레날린이 분출하여 잠이 오지 않습니다. 온몸의 세포가 다시 깨어나는 겁니다. 자려고 누운 사람에게 EDM을 틀어준다면 어떻게 될까요? 잠들기 전에는 몸을 이완시켜주는 스트레칭이나 가벼운 체조가 적당합니다.

세포가 원하는 자장가를 틀어주세요.

세포를 깨우는 약

복용하고 있는 약 때문에 불면이 올 수도 있습니다. 대표적인 약으로 갑상선약, 세로토닌 대사나 재흡수를 억제하는 항우울제, 코감기약에 들어 있는 비충혈제거제, 식욕억제제 등이 있습니다. 이 약들은 저녁보다는 아침에 복용하고, 저녁 약이 있다면 잠들기 4~5시간 전에 복용하는 게 좋습니다. 마찬가지로 피로 회복를 돕기 위해 먹는 영양제나 카페인 함유 드링크, 특히 고함량 비타민 B군 영양제는 늦은 저녁 시간보다는 일과가 시작되는 오전에 복용하는 것이 좋습니다. 그리고 이뇨제를 드시는 분들은 자기 전에 복용하면 중간에 깨서 화장실을 갈 수도 있기 때문에 수면의 질을 위해 늦은 저녁이나 자기 전 복용은 피해주세요.

잠이 잘 오지 않는다고 해서 수면제를 찾기보다 먼저 본인의 일상을 살펴보길 바랍니다. 숙면을 방해하는 생활 습관은 그대로 유지하면서 수면제를 찾는 것은 근본적인 해결책이 될 수 없습니다. 어쩌면 답은 가까운 곳에 있을지도 모릅니다.

4

세포를 살리는 운동법

사람들에게 왜 운동을 하느냐고 물어보면 농담 반, 진담 반으로 “살려고요”라고 대답하곤 합니다. 삐걱거리기 시작하는 몸 상태를 느끼면, 운동 부족으로 건강을 망칠지 모른다는 두려움이 스멀스멀 올라오기도 하죠. 어떤 이유로든 운동을 하겠다고 마음을 먹었다면 곧장 몸을 움직여야 합니다.

운동이 몸에 좋은 것은 사실이지만 피로 회복의 관점에서 보자면 좀 다르게 접근할 필요가 있습니다. 만성피로가 심해 탈진에 이르는 단계에서는 오히려 과한 운동이 회복을 방해하기 때문입니다. 컨디션이 감당하지 못할 운동은 세포 입장에서 역시 스트레스가 될 수 있습니다. 그렇다고 체력적인 한계를 느껴 운동을 전혀 하지 않고 몸을 쓰지 않는 것은 최악의 선택입니다. 만성피로를 개선하기 위해서는 천천히 운동의 강도와 빈도를 높이는 방법인 단계별 운동치료Graded Exercise Therapy(GET)로 접근해야 합니다. 실제로 GET는 영국 보건의료서비스(NHS)에서 권장하는 만성피로를 위한 운동 요법입니다.

만성피로로 몸과 마음이 지친 고갈 상태에서 운동하려면 네 가지 원칙을 지키는 게 중요합니다. 첫째, 운동의 목적을 즐겁고 기분이 좋아지는 것에 두세요. 둘째, 처음에는 부담되지 않는 운동 횟수와 시간으로 시작해 점차 늘려갑니다. 셋째, 근력 운동보다는 가벼운 유산소, 유연성 운동을 추천합니다. 넷째, 저녁 늦은 시간에 운동하는 것은 피해주세요.

어느 정도 몸이 운동에 익숙해지면 지금부터는 건강을 유지하고 컨디션을 최상으로 끌어올리기 위한 운동을 해야 합니다. 건강을 유지하는 데 가장 효과적인 운동 방법은 무엇일까요? 물론 즐겁고 꾸준히 유지할 수 있는 운동이라면 무엇이든 좋겠지만, 우리가 말하고 있는 '세포 입장'에서 생각했을 때 말이죠.

의학적으로 가장 효과적이라고 밝혀진 운동 방법은

'고강도 인터벌 트레이닝High-Intensity Interval Training(HIIT)'입니다. 미국의 메이요클리닉Mayo Clinic에서 실시한 연구를 보면, 세포 안 에너지 공장에 해당하는 '미토콘드리아'의 활동을 각 운동별로 측정해보니 고강도 인터벌 트레이닝을 실시한 그룹에서 가장 높게 향상되었습니다. 미토콘드리아의 기능을 향상하는 효과만이 아니라 폐와 심장 기능을 올리고, 당뇨를 예방하는 이점도 확인되었죠. 이 운동은 전력 질주를 하듯 숨이 찰 정도의 고강도 운동을 한 뒤 쉬지 않고 곧바로 숨이 차지 않는 저강도 운동을 번갈아 하는 방법입니다. 달리기로 예를 들면, 고강도에서는 말하기가 어렵다고 느껴질 정도로 전력 질주를 하고, 저강도에서는 땀이 가볍게 나고 대화를 나눠도 무리가 가지 않을 정도의 가벼운 조깅을 반복하는 겁니다.

세포의 기능을 향상하면서 건강을 유지하는 운동하기

· 기본적으로 주 3회, 15분씩 실시해보세요.

· 3분간 준비 운동 - (30초 고강도 : 60초 저강도) x 6회 실시 - 3분간 마무리 운동

· 고강도-저강도를 반복하는 패턴을 유지하면 특별한 도구 없이 달리기나 맨몸 운동(버피, 스쿼트 동작 등)으로도 충분해요. 수영이나 자전거도 좋아요.

· 컨디션이나 체력 상태에 따라 반복 횟수나 강도를 조절할 수 있어요.

· 준비 운동을 하지 않으면 근육, 인대 등을 다칠 수가 있으니 주의하세요.

· 근육과 관절에 과한 충격을 주는 동작이나 무거운 것을 드는 동작은 고강도 인터벌 트레이닝에 적합하지 않아요.

고강도 인터벌 트레이닝은 근육량과 근력을 늘린다는 관점에서는 효과가 부족합니다. 이를 보완하려면 주 3일은 고강도 인터벌 트레이닝을 하고, 주 2일은 근력운동을 하는 것을 추천합니다. 하지만 본인의 운동 능력을 파악하지 못한 채 무리하게 운동하면 오히려 더 피로해지거나 다칠 수 있습니다. 반드시 충분한 체력을 기르고 점차 운동량을 늘려가길 바랍니다.

5

스트레스는 만병의 근원

어떤 질환들은 앞에 '신경성'이라는 단어가 붙기도 합니다. 신경성 위염, 신경성 장염, 신경성 두통 같은 것들이죠. 비슷한 말로 스트레스성 혹은 긴장성이라고도 합니다. 스트레스는 심혈관 질환을 비롯한 여러 위험한 질병을 만들어내기도 하고, 우울증이나 불면증처럼 정신건강에 해를 끼치기도 합니다. 혈액이 돌고, 소화를 시키고, 체온을 조절하는 등 몸에서 일어나는 모든 일은 감정이나 주변 환경에 따라 반응하는 자율신경의 지배를 받아서 조절됩니다. 그래서 호르몬 분비, 면역계 등 우리 몸의 모든 것이 스트레스와 연결되어 있다고 해도 과언이 아니죠.

언젠가 몸이 먼저냐, 마음이 먼저냐에 대한 생각을 한 적이 있습니다. 말로는 괜찮다고 하지만 몸에서는 그렇지 않다는 신호를 보낼 때가 있죠. 반대로 몸의 컨디션에 따라 기분과 감정이 좌우되기도 합니다. 아침 출근길에 내 몸이 가벼운지 무거운지에 따라 그날 기분이 많이 달라지기도 하거든요. 이 문제는 사실 닭이 먼저냐, 달걀이 먼저냐 같은 문제입니다. 스트레스로 병이 생기기도 하고, 신체 증상 때문에 스트레스가 생기기도 하기 때문이죠. 그리고 그런 것들이 계속 맞물려 악순환이 되기도 합니다. 중요한 사실은 몸과 마음이 연계되어 있다는 것입니다. 그것도 아주 밀접히 말이죠.

진정한 의미의 건강은 몸과 마음 그리고 관계(환경)가 서로 손을 마주 잡고 평화롭게 있는 것입니다. 하나라도 흐트러져서 잡고 있던 손을 밀치거나 잡아당기면 균형이 깨져버립니다. 결국 건강하기 위해 노력한다는 말은 우리 몸만 살피는 게 아닙니다. '몸과 마음, 관계' 이 모두를 챙겨야 진짜 건강을 챙기는 것이죠. 건강의 삼위일체라 할 수 있습니다.

가장 바람직한 상황은 스트레스 따위가 없는 것이지만 현실적으로 거의 불가능합니다. 그래서 스트레스를 관리하기 위해 시도해볼 수 있는 두 가지 방법을 이야기 해보겠습니다.

하나, 스트레스에 대한 역치 올리기

스트레스에 대한 역치를 올린다니 어딘가 억지스럽다는 느낌도 듭니다. 맷집도 맞아야 는다고 하는데, 맷집이 단단히 생길 만큼 스트레스를 참으면 오히려 역효과가 들지 않을까 싶죠. 스트레스를 무조건 참으면 역치가 올라가는 게 아니라 화병만 더 생깁니다.

스트레스는 일차원적으로 일어나는 단순한 정신적 현상이 아닙니다. 그리고 객관적이지도 않죠. 우리의 생각, 판단, 경험에 따라 새로 편집되고 각색되어 받아들여지기 때문입니다. 똑같은 사건을 겪더라도 누군가에게는 사소한 일이 될 수 있지만, 다른 누군가에게는 트라우마로 남을 정도로 강한 스트레스가 될 수 있습니다. 그래서 무조건 참는 게 아니라 나의 생각이나 의사소통 방식, 태도를 바꾸어 스트레스에 대한 역치를 올려야 합니다. 그냥 막연히 참는 것과는 확연히 다르죠.

생각과 태도를 바꾼다고 모든 스트레스를 방어할 수 있는 것은 아니지만, 그렇게 하면 꽤 많은 스트레스 자극을 무던하게 넘길 수 있습니다. 차이를 인정하기, 나빠진 감정을 섞어 표현하지 않기, 상대방을 존중하면서 의견을 피력하기, 집착하거나 과욕을 부리지 않기, 긍정적인 믿음 가지기 등 스트레스 역치를 올릴 수 있는 방법은 많습니다. 자신이 어떤 상황에서 스트레스를 쉽게 받는지 파악하고 거기에 맞게 내 생각과 태도를 바꾸려고 노력해보면 어떨까요?

둘, 나만의 스트레스 해소법을 만들기

스트레스를 해소하는 일에도 능동적인 노력이 필요합니다. 인간은 망각의 동물이라는 말이 있듯이 시간이 지나면 저절로 스트레스가 사라질 수도 있습니다. 하지만 자신에게 맞는 스트레스 해소법을 갖고 있다면 굳이 오랜 시간 괴로워할 필요가 없습니다.

스트레스를 해소하는 방법은 무척 다양합니다. 앞서 이야기한 심호흡이나 명상을 할 수도 있고, 몰두할 수 있는 취미나 운동을 한다거나 가볍게 산책을 하며 자연을 바라보거나 편안한 사람과 대화를 나누는 것도 스트레스 해소법이 될 수 있습니다. 맛있는 음식을 먹어도 좋고요. 여러분은 자신만의 스트레스 해소법을 가지고 있나요?

Q.
나만의 스트레스 해소법은
무엇인가요?

아오! 스트레스!

스트레스로 인한 위장병

쓰린 속을 빨리 달래고 싶다면

▶ 위산을 중화시켜주는 제산제 복용하기

(수산화알루미늄, 수산화마그네슘, 탄산수소나트륨, 알마게이트 등의 성분)

일시적으로 속쓰림 증상을 개선하는 제산제는 약효가 빠르지만 지속 시간은 짧아 하루에 4번까지 복용합니다. 다른 약과 함께 복용하면 흡수를 방해할 수 있으니 1~2시간의 간격을 두고 복용해야 합니다.

위산이 역류해 속쓰림에 신물까지 넘어온다면

▶ 알긴산나트륨 성분의 짜먹는 위장약 복용하기

식후에 식도 쪽 위장의 산도가 갑자기 낮아지는 걸 잡아주고 겔을 형성해서 위산이 식도로 역류하는 현상을 막아줍니다.

쓰린 속을 잡아주는 약이 필요하다면

▶ 위산 분비를 억제하는 위장약 복용하기

성분명이 파모티딘처럼 '~티딘'으로 끝나는 위장약들은 일반의약품, 전문의약품 모두 있습니다. 위산 분비 억제 효과가 있어 위산 분비로 자극이 돼서 생기는 복통과 속쓰림을 완화해주며 약효는 12시간 지속됩니다.

약국에서 구매한 약으로 속이 달래지지 않는다면

▶ 위산 분비를 억제하는 전문의약품 위장약 처방받아 복용하기

성분명이 '~프라졸'로 끝나는 제품들로 위산을 위로 배출하는 마지막 단계를 직접적으로 억제해서 효과가 나타나는 약입니다. 위산을 억제하는 효과가 가장 큰 약물로 아침에 일어나서 공복에 복용하는 게 제일 좋습니다.

*** 장기적으로 위장약을 복용할 경우 주의하세요!**

위가 산성이어야 칼슘, 마그네슘, 철분 등의 영양소를 제대로 흡수할 수 있습니다. 그런데 위장약을 장기 복용하면 산성이 약해져서 영양소 흡수를 방해받습니다. 특히 위산 억제 효과가 높은 '~프라졸'의 처방약 성분은 골절 발생 위험성이 증가할 수 있다는 경고가 설명서에 실려 있습니다. 치료를 위해 장기적으로 위장약을 복용해야 한다면 칼슘 영양제를 함께 챙겨 드시길 바랍니다.

스트레스로 인한 과민성대장증후군

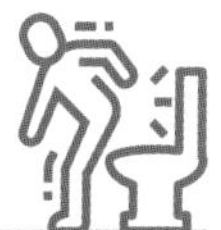

▶ 과민성대장증후군으로 인한 설사에는 로페라마이드 성분의 지사제 복용하기

스트레스를 받거나 긴장하면 과도한 장운동으로 설사를 하는 경우가 있습니다. 로페라마이드 성분의 약은 과도해진 장운동을 억제해서 설사를 멈추게 합니다. 그리고 트리메부틴 성분으로 장운동을 조절하는 약을 함께 드시는 게 좋습니다. 정로환 같은 설사약은 유해균을 억제하는 성분이라서 과민성대장증후군처럼 감염이 아닌 다른 이유로 설사를 할 때는 효과가 낮습니다.

스트레스로 인한 편두통

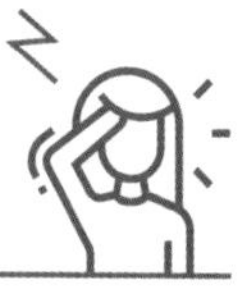

▶ 전조증상이 나타나면 곧바로 진통제 복용하기

두통이 곧 시작될 거라고 예고하는 전조증상(눈앞에 아지랑이 혹은 어두운 점이 보인다거나 팔, 얼굴의 감각이 무뎌지는 느낌 등)이 나타나면 곧바로 복용하는 것이 좋습니다. 만일 전조증상 없이 찾아오는 두통이라면 지끈지끈한 느낌이 들기 시작할 때 곧장 복용하세요. 진통제를 먹지 않고 최대한 버티는 것보다 최대한 빨리 복용해서 통증을 관리하는 것이 훨씬 현명한 선택입니다.

* **편두통 예방약은 꾸준히**

만약에 편두통 빈도가 잦고 심해 병원에서 편두통 예방약(프로프라놀롤, 발프로에이트, 토피라메이트 성분 등)을 처방받았다면, 통증이 있을 때만이 아니라 처방받은 기간 동안 매일 꾸준히 복용해야 합니다.

편두통이 있는 분들이 보충하면 좋을 영양제

1. 마그네슘

- 근육 긴장을 풀어주며 뇌의 신경을 조절해 안정시켜주는 효과
- 마그네슘이 부족하면 근육경련, 두통, 무력감이 생길 수 있음

2. 리보플라빈(비타민 B2)

- 편두통 환자를 조사한 결과 리보플라빈이 부족한 경우가 많음
- 고함량의 리보플라빈을 보충하여 편두통이 개선되었다는 연구 결과가 있음
- 비타민 B군 영양제는 단일 성분보다는 고함량 복합제로 복용 추천

3. 코엔자임큐텐

- 강력한 항산화 효과
- 편두통의 다양한 원인 중 하나인 미토콘드리아의 기능 저하를 개선하는 효과
- 꾸준히 복용하면 편두통의 빈도 감소에 도움

레드카드를 받은 사람의 솔루션

3장

"어떤 약이 제일 좋아요? 무슨 제품이 제일 효과가 세요?" 많은 사람이 궁금해하는 질문입니다. 안타깝지만, 절대적으로 제일 좋은 약이란 건 없습니다. 그런데 사람들은 정해진 답이 있다고 생각하는 것 같습니다. 앞뒤 설명 없이 특별한 묘약을 알려달라고 하면 굉장히 피곤해집니다. 마음 같아선 그들의 기대에 부응해주고 싶지만 이건 간단한 문제가 아니라 상담의 영역입니다.

우선, 평소 생활 습관부터 질병, 약물 복용 상태까지 상대를 온전히 이해해야 합니다. 어떤 약을 먹어본 적이 있는지, 그 약이 효과가 있었는지, 약에 부작용은 없었는지, 이전에도 이런 증상이 있었는지, 얼마나 자주 이런 증상이 있었는지, 병원에 가본 적은 있는지, 이 문제를 해결하기 위해 어떤 노력을 했는지, 평소 생활 습관은 어떤지 등 끝도 없습니다. 그래서 상담이 필요합니다.

행여나 당장 해결책을 찾지 못하더라도 실망할 필요는 없습니다. 알아차림을 통해 지금의 나를 알게 된 것만으로도 더 건강해질 수 있습니다. 알아봐달라고 외치는 사소한 부분들을 놓치지 않도록 자기 자신과 좀더 친해지길 바랍니다. 이번 기회에 몸과 마음이 보내는 신호에 집중해보는 건 어떨까요? 나를 위한 시간을 잠시 가져보세요.

이제 정말 영양제를 먹어야 할까 싶어요

약사인 탓에 늘 약에 대한 질문을 받습니다. 약국이 아닌 밖에서도 자주 있는 일이죠. 특히 요즘 너무 피곤하다며 어떤 영양제가 좋은지 많이들 물어봅니다. 사실 건강할 때는 영양제를 먹어야겠다는 생각을 전혀 하지 못합니다. 자고 일어나도 여전히 몸이 무겁고, 머리가 멍한 듯 집중이 안 되는 날들이 이어지면서 삶의 질이 저하된다는 느낌을 받으면 그때부터 영양제를 먹어볼까 생각하게 되죠. 그래서 피곤한 나를 위해 영양제를 먹어야겠다는 자발적인 동기가 생기는 것 같습니다.

영양제를 대하는 우리의 마음가짐

영양제는 몸 세포의 기능을 올려주어 피로 회복을 촉진하는 역할을 합니다. 스트레스를 받을 때 감소하기 쉬운 영양소들과 호르몬을 만들고, 균형을 유지하는 데 필요한 영양소들을 보충하면 피로 회복에 도움이 되죠.

만성피로라는 것은 몇 가지 영양제로 간단히 해결할 수 있는 게 아닙니다. 식사 습관과 스트레스를 관리하는 방법, 제대로 된 휴식과 적당한 강도의 운동처럼 생활양식을 바꾸고 꾸준히 실천해야 만성피로의 괴로움으로부터 나를 지켜낼 수 있습니다.

2

맞춤 피로 회복 영양제, 그것이 알고 싶다

유튜브 채널을 운영하다 보니 일반인들의 관심을 불러일으키는 키워드를 하나 발견하게 됐습니다. 바로 '약사가 먹는' 혹은 '약사가 선호하는'이죠. 아무래도 전문가 본인이 선택한 영양제라면 무언가 특별한 것이 있지 않을까 싶은 궁금함이 있어서겠죠. 약국에서 상담할 때에도 "이건 저도 먹어본 건데요"라고 이야기하면 더 솔깃해하는 분들이 많습니다.

그럼 약사들은 '피로 회복'를 위해 어떤 영양제를 가장 선호할까요? 아마도 대부분의 약사는 '비타민 B군'이라고 대답할 겁니다.

우리 몸이 에너지를 잘 만들어야 피로가 회복된다는

것은 간단하지만 분명한 진리입니다. 세포가 에너지를 만드는 공장이라면, 비타민 B군은 그 공장에서 일하는 일꾼인 셈이죠. 일 잘하는 직원을 투입하면 공장이 잘 돌아가는 것은 당연지사. 비타민 B군 영양제를 복용하면 에너지를 만드는 공장이 업무 과다로 파업하지 않도록 막을 수 있습니다.

스트레스를 받으면 비타민 B군이 훨씬 더 많이 소모됩니다. 비타민 B군은 부신의 대사와 회복에 도움을 줍니다. 특정 비타민 B 한 가지를 복용하는 것보다 B_1, B_2, B_3, B_5, B_6, B_7, B_9, B_{12}가 함께 구성된 복합제로 복용하는 것이 훨씬 좋습니다. 피로 회복에 도움이 되는 영양소는 다양하지만 효과와 가성비 측면에서 보면 '비타민 B군'만 한 것이 없습니다.

그렇다면 한 가지 질문을 더 던져보겠습니다. 약사들은 어떤 비타민 B군 영양제를 어떻게 복용할까요?

하나, 권장섭취량 말고 최적섭취량

괴혈병, 각기병, 야맹증 등 비타민이 부족해서 일어나는 증상들이 요즘에는 흔하지 않습니다. 특별한 상황이 아닌 이상, 이런 증상을 예방하려고 영양제를 찾는 분들도 거의 없고요. 우리가 흔히 아는 1일 권장섭취량은 이런 결핍을 막기 위해 '권장'하는 섭취량입니다. 하지만 영양제를 복용하며 기대하는 바는 피로를 풀고, 면역력을 높이고, 질병도 예방하는 것들이죠. 그렇다면 권장섭취량만큼 복용하는 것으로는 부족합니다. 우리 몸의 상태를 '최적'으로 맞춰주는 '최적섭취량'으로 복용해야 합니다.

비타민 B군	권장섭취량 (성인 기준/1일)	최적섭취량 (성인 기준/1일)
비타민B_1(티아민)	1.1~1.2mg	50~100mg
비타민B_2(리보플라빈)	1.2~1.5mg	15~50mg
비타민B_3(니아신)	14~16mg	15~50mg
비타민B_5(판토텐산)	5mg (충분섭취량)	50~100mg
비타민B_6(피리독신)	1.4~1.5mg	50~100mg
비타민B_7(비오틴)	30μg (충분섭취량)	400~800μg
비타민B_9(엽산)	400μg	400~800μg
비타민B_{12}	2.4μg	200~400μg

<참고>
권장섭취량 : 〈2015 한국인 영양소 섭취 기준〉 (보건복지부, 한국영양학회)
최적섭취량 : *prescription for nutritional healing* 3rd edition

표에서도 볼 수 있듯이 권장섭취량과 최적섭취량은 10~100배까지 차이가 납니다. 비타민이 들어간 종합영양제인데 가격이 저렴하거나 인터넷으로 구매할 수 있는 영양제는 대부분 권장섭취량에 맞춰 설계되어 있습니다. 그리고 권장섭취량을 기준으로 1일 복용 기준에 100퍼센트가 넘게 표시되어 있죠. 1일 복용 기준 퍼센트로만 수치를 보면 함량이 높은 영양제를 먹는다고 착각할 수 있습니다. 하지만 최적섭취량으로 함량을 확인하면 다르죠.

고용량 비타민 요법, 필요한 걸까?

영양소 불균형으로 우리 몸에서 생화학적 변화가 일어나면, 신체 대사와 조절이 제대로 작동하지 못합니다. 그래서 당뇨, 고혈압, 고지혈증과 같은 만성질환도 계속 증가하는 추세죠. 질환이 있는 환자에게 치료 보조 요법으로 고용량 비타민이나 미네랄을 사용하기도 하는데, 질환 상태에서 사용하는 용량을 치료섭취량(Therapeutic Daily Intake(TDI))이라고 합니다.

예를 들어, 비타민 B_{12}의 성인 기준 권장섭취량은 1일 2.4㎍이지만 말초성 신경장애를 치료할 때에는 1일 1,500㎍을 투여합니다. 비타민 B_6도 마찬가지죠. 권장섭취량은 1일 1.4~1.5mg이지만, 결핵약이나 피임약을 복용 중이거나 구내염, 구순염, 습진, 말초신경염 등 비타민 B_6의 결핍 또는 대사장애로 인한 질환을 치료할 때에는 50~100mg을 복용합니다. 이렇게 같은 비타민인데도 목적에 따라서 용량에 큰 차이가 납니다. 치료섭취량은 권장섭취량처럼 가이드라인이 정해진 것은 아니고, 학회 연구 및 임상 경험별로 활용합니다. 초고령 사회로 진입하면서 건강수명의 증가를 위한 영양치료의 필요성이 커지고 있습니다. 그만큼 고용량의 비타민 치료 연구도 더욱 활발해질 겁니다.

둘, 내 몸을 깨우는 활성비타민

활성비타민에 대해 들어본 적이 있나요? 활성비타민은 우리 몸에서 흡수가 더 잘되고, 생체 이용률이 더 높고, 더 오래 머물 수 있도록 만든 비타민입니다. 예를 들어, 한 가지 대표적인 성분을 살펴보겠습니다. 피로 회복 비타민의 대표 주자로 티아민(비타민 B_1)을 꼽을 수 있습니다. 일반형에는 '티아민염산염', '티아민질산염'이 있고, 활성형에는 '푸르설티아민', '벤포티아민', '비스벤티아민'이 있습니다. 일반형과 활성형을 가르는 차이는 바로 분자 구조에 있습니다. 일반형은 수용성 형태의 분자 구조, 활성형은 지용성의 분자 구조를 갖고 있죠.

지용성이면 뭐가 더 좋을까요? 영양제를 복용한 다음 소장에서 체내로 흡수될 때 세포를 더 빨리, 더 많이 통과할 수 있습니다. 더 빨리, 더 많이 체내에 흡수되어 작용할 수 있는 만큼 당연히 피로를 푸는 데도 효과가 높죠. 일반형인 티아민염산염보다 활성형인 벤포티아민이 생체 이용률이 3.6배 더 높다는 연구 결과가 있습니다. 그래서 비타민 B군 영양제를 고를 때에는 활성비타민이 들어간 제품을 선택합니다.

상담에 따라 달라지는 맞춤 영양제

고함량 비타민 B군이 피로 회복에 도움이 된다는 것은 이해했지만, 막상 제품을 구매하려고 하면 난관에 부딪힙니다. 종류가 워낙 많다 보니 어떤 제품이 좋을지 선택하기가 어려워지죠. 사실 피로감에 짓눌려 비타민 B군을 찾게 되더라도 위장장애, 불면, 근육통 등 호소하는 증상이나 피부 건강, 임신 준비, 재발성 염증 예방 등 복용 목적에 따라 권하는 제품이 달라집니다.

위가 약한 분들은 영양제를 비롯해 약물 복용을 두려워하는 경우가 많습니다. 속이 뒤집힌다고 표현할 정도로 심한 속쓰림이나 복통, 메스꺼움을 겪는 경우도 있습니다. 이런 분들에게는 식후 복용으로 안내하면서 한 알당 함량이 낮은 제품으로 시작하길 권합니다. 불면으로 힘들어하는 사람은 비타민 B_6(피리독신), B_{12}(코발라민)가 높은 함량으로 들어간 제품을 선택하는 것이 좋습니다. 비타민 B_6가 부족하면 수면을 촉진하는 멜라토닌의 재료인 세로토닌 생성이 낮아지고, 비타민 B_{12}는 세로토닌이 멜라토닌으로 합성되는 과정에 필요하죠. 또한 피로감과 함께 근육통이나 신경통을 호소하는 분들이라면 신경세포와 근육세포에 필요한 비타민 B_1(티아민), B_6(피리독신), B_{12}(코발라민)와 함께 마그네슘이 포함된 제품을 추천합니다. 피부에 대한 고민이 있는 분들은 비타민 B_5(판토텐산)와 비타민 B_7(비오틴) 성분이 도움을 주죠. 피곤해서 툭하면 구내염, 구각염 같은 증상이 재발하는 분들은 비타민 B_2(리보플라빈)과 비타민 B_6(피리독신)을 챙겨야 합니다.

선택지가 다양해서 어려움을 느낄 수 있지만 약국 상담을 통해 본인이 현재 느끼고 있는 증상, 복용 목적 등을 자세하게 이야기할수록 자신에게 잘 맞는 맞춤 영양제를 구매할 수 있습니다. 그리고 비타민 B군보다 다른 성분이 더 필요한 분들도 있는데, 이 역시 모두 상담으로 알 수 있죠. 단골 약국을 만들어 영양제를 구입하는 것이 정말 좋은 방법이랍니다.

이제 나에게 맞춤 피로 회복 영양제를 선물해볼까요?

3

미네랄 영양제, 똑똑하게 복용하기

칼슘이 부족하면 뼈가 약해지고, 마그네슘이 부족하면 눈이 떨릴 수 있고, 철분이 부족하면 빈혈이 생긴다는 것은 많은 사람이 공식처럼 알고 있습니다. 미네랄은 그보다 훨씬 많은 역할을 하고 있습니다. 그래서인지 요즘은 비타민 못지않게 미네랄에 대한 중요성도 많이들 알고 있죠. 물론 피로 회복를 위해서도 미네랄이 빠질 수 없습니다.

미네랄은 뼈와 혈액 등을 생성하는 역할을 하기 때문에 튼튼한 신체를 구성하는 데 꼭 필요합니다. 에너지를 만들어내는 세포 공장에서 비타민 B군 못지않게 열심히 일하는 일꾼으로 마그네슘과 망간이 있습니다. 그리고 세포에서 신호를 만들고 전달하는 데는 칼슘, 나트륨, 칼륨, 마그네슘 등의 다양한 미네랄이 사용되고 있습니다. 이 세포 신호가 있어야 근육이 움직이고, 혈액이 혈관을 순환하고, 뇌와 신경을 연결하여 다양한 신체 활동을 수행할 수 있죠. 면역 기능에 영향을 미치는 아연, 셀레늄까지 짚어보면, 미네랄은 우리 온몸 구석구석에서 말 그대로 '열일'하고 있답니다.

미네랄 영양제, 무엇을 확인해야 할까?

미네랄을 복용할 때에는 보충하고자 하는 미네랄 자체도 중요하지만 그 옆에 있는 짝꿍도 꼭 확인해야 합니다. 영양제에 짝꿍이 무슨 말이냐고요? 대표적인 미네랄인 마그네슘을 예시로 살펴보겠습니다.

수산화마그네슘, 산화마그네슘, 탄산마그네슘, 글루콘산마그네슘, 구연산마그네슘, 글리신마그네슘, 젖산마그네슘, 황산마그네슘, 타우린마그네슘, 염화마그네슘…

모두 마그네슘으로 끝나지만 그 앞에 붙은 단어는 다릅니다. 이렇게 미네랄 옆에 붙은 짝꿍들을 '염'이라고 합니다. 어떤 염이 결합해 있는지에 따라 흡수율이나 부작용에 차이가 나타납니다.

미네랄이 소장에서 흡수되는 과정은 크게 두 가지로 나뉩니다. 하나는 염과 분리되어 이온화된 미네랄이 소장 세포 사이의 틈을 비집고 통과하는 것입니다. 이 방법을 통해 흡수되려면 다른 여러 미네랄과 경쟁해야 하죠. 많은 양의 미네랄을 투여해도 틈새가 워낙 좁다 보니 흡수에 한계가 있습니다. 대신 두 번째 흡수 방법이 있습니다. 소장 세포 내에 있는 운반체를 이용해 통과하는 방법이죠. 이곳으로는 아무나 들어갈 수 없습니다. '킬레이트chelate'라는 특별한 염과 결합된 미네랄만 들어갈 수 있죠. 비행기에 탑승할 때 전용 통로를 이용해 빠르게 들어갈 수 있는 퍼스트클래스 같은 개념입니다. 킬레이트와 결합된 미네랄은 다른 미네랄들과 경쟁할 필요 없이 전용 운반체를 이용해 세포막을 통과하기 때문에 흡수율이 높아집니다. 즉 같은 미네랄을 복용해도 어떤 염과 결합된 형태인지에 따라 흡수 과정과 몸에서 나타나는 효과가 달라질 수 있다는 것입니다.

마그네슘은 어떤 염이 붙었는지에 따라 변비약이 될 수 있고, 영양제가 될 수도 있습니다. '수산화마그네슘'은 염과 쉽게 분리되어 마그네슘 이온을 많이 방출하지만, 소장에서 충분히 흡수되지 않고 장내에 많이 남습니다. 그래서 수산화마그네슘은 장내에서 삼투압을 증가시키는 역할을 하여 주로 변비약으로 쓰이죠. 반면에 유기물질과 결합된 킬레이트 형태의 마그네슘은 운반체를 이용해 흡수가 훨씬 잘되면서 혈중의 마그네슘 농도를 올리는 영양제가 됩니다. 간혹 눈떨림이 생겼을 때 마그네슘 성분 변비약을 먹어도 괜찮은지 문의하는 분들이 있습니다. 그때는 마그네슘을 복용하더라도 체내 흡수는 별로 되지 않고 장에 남아서 설사만 일으키니 눈떨림에는 별 소용이 없습니다.

미네랄 부작용, 성분을 확인하자

염과 분리되어 이온화된 미네랄은 장에 있으면서 부작용을 일으킵니다. 따라서 결합된 염의 형태에 따라 적절하게 선택하면 부작용을 예방할 수 있죠. 칼슘제 같은 경우, 탄산칼슘을 복용한 뒤 속쓰림을 호소하는 경우가 많습니다. 흡수되지 못한 칼슘이온이 위장장애를 일으키기 때문이죠. 탄산칼슘 대신 구연산칼슘을 복용하면 위장장애를 낮출 수 있고 흡수도 더 잘됩니다. 따라서 어떤 미네랄 영양제를 복용한 뒤 부작용이 나타났다고 해서 그 미네랄 자체를 기피할 이유는 전혀 없습니다.

마지막으로, 미네랄 영양제를 보충할 때 명심해야 할 것이 있습니다. 바로 약물 상호작용입니다. 대표적으로 테트라사이클린 계열의 항생제나 페니토인 성분의 항경련제는 칼슘, 마그네슘과 같은 미네랄 영양제와 함께 복용하면 체내로 흡수되기 어려운 복합체를 형성해 효과가 떨어질 수 있습니다. 또한 부신 기능이 떨어진 경우에는 미네랄이 잘 배출되지 못하고 체내에 남게 되어 부작용이 생길 수 있으니 주의해야 합니다. 미네랄이 건강에 좋다고는 해도 개인의 상태에 따라 보충제 복용은 달라질 수 있습니다. 따라서 현재 앓고 있는 질환이나 복용 중인 약이 있다면 반드시 전문가와 상담하여 결정하시길 바랍니다.

영양제도 아는 만큼 제대로 복용할 수 있습니다. 직접 전문가가 되기는 어렵겠지만 전문가를 잘 활용하는 것도 방법이죠. 미네랄 영양제는 함께 결합되어 있는 '염'의 종류와 함량 그리고 약물 상호작용을 확인하는 것이 가장 중요합니다. 약사 상담을 통해서 잘 흡수되고 부작용을 낮추는 미네랄 영양제를 선택해봅시다.

4

영양제 쌓아두지 마세요

작정하고 영양제를 샀으니 꾸준히 잘 챙겨 먹어야 하는데, 그게 참 쉽지 않습니다. 건강을 챙기겠다는 다짐은 어디로 가고, 방구석 어디엔가 먹다 만 영양제가 뒹굴고 있죠. 먹으려고 보면 유효기간은 벌써 지나버렸습니다. 영양제는 왜 이렇게 꾸준히 먹기가 힘들까요? 솔직히 영양제를 먹는 시간은 1분도 채 걸리지 않습니다. 하지만 매일 영양제를 챙겨 먹는다는 건 굉장히 부지런해야 할 수 있는 일인 듯합니다.

꾸준한 복용이 건강의 첫걸음

영양제를 평생 딱 한 번 한 알만 먹어도 된다면 얼마나 좋을까요? 영양제 챙겨 먹는 습관을 들이려면 직장에 약을 두고 챙겨 먹는 게 더 나을 수도 있습니다. 출근 준비하느라 정신없는 집보다는 일상적인 업무가 끝난 뒤 나만의 복용 시간을 정해둘 수도 있고, 눈에 보이는 곳에 두면 점심 식사 후에 잊어버리지 않고 복용할 수도 있죠. 함께할 동료를 찾아 함께 실천하는 것도 좋습니다. 운동도 혼자 할 때보다 함께할 때 더 즐거운 것과 마찬가지입니다. 각자 복용 중인 영양제 정보를 공유하고 그 효과를 이야기해도 좋습니다. 사람마다 챙겨 먹어야 하는 영양제가 다르고 효과도 다르지만 건강해지는 경험을 공유하는 건 참 좋은 일입니다. 1~2주 정도 복용하다가 눈에 띄는 효과가 나타나지 않는다고 복용을 중단하는 경우도 있습니다. 영양제는 꾸준히 복용해야 효과가 나타나기 때문에 기본 3~4개월 이상은 복용하는 것이 좋습니다.

영양제를 복용하다가 평소와 다른 증상을 겪게 되면 이상하다고 생각해서 복용을 중단하는 경우도 많습니다. 예를 들어 철분제를 복용한 뒤 변이 검게 나오거나 비타민 B군 영양제를 복용한 뒤 소변이 샛노랗게 나올 수 있죠. 이것을 보고 무슨 문제가 생긴 줄 알고 놀라시더라고요. 이건 약 성분 때문에 나타나는 정상적인 상황이니 미리 안다면 당황하지 않을 겁니다. 영양제 부작용이 나타날 때에는 약사에게 반드시 문의를 하세요. 먼저 복용을 유지해도 문제가 없는 부작용인지, 건강에 해를 끼치니 복용을 중단해야 하는 부작용인지를 확인하는 것이 중요합니다. 그리고 부작용을 최소한으로 줄일 수 있는 팁을 얻을 수도 있죠.

약 먹을 때 충분한 물의 양

물 한 모금으로 약을 복용하거나 아예 물 없이 약을 먹는 사람들이 있습니다. 단도직입적으로 말해 미련한 행동입니다. 약은 잘 삼키는 것만큼이나 안전하게 위에 잘 도착하는 것이 중요하기 때문입니다. 적은 양의 물로 약을 삼키게 되면 약 성분이 식도에 남아 식도를 자극하고 식도염에 걸릴 수 있습니다. 물을 충분히 마셔야 약이 위에서 잘 분해되어 흡수율도 높아집니다.

그렇다면 충분한 물의 양은 어느 정도일까요? 물 한 컵의 용량으로 약 240밀리리터입니다. 시중에 판매하는 종이컵으로는 한 컵 반에서 두 컵 정도입니다. 종이컵 한 컵으로는 부족합니다. 약은 복용법도 중요하지만 함께 먹는 물의 양도 중요하다는 사실을 알고 있는 사람은 많지 않습니다. 이제라도 알게 됐으니 충분한 물과 함께 '약발' 한번 제대로 받아볼까요?

무엇이든 꾸준히 한다는 건 힘든 일입니다. 하지만 좋은 경험으로 기억되고 믿음이 있다면 계속할 힘이 생깁니다. 영양제를 챙겨 먹는 것도 똑같습니다. 본인에게 맞는 제품을 찾아 건강해지는 경험을 직접 느껴보면 좋을 것 같습니다. 영양제의 필요성을 느낀 이상 '존버' 정신으로 끝까지 함께 건강한 삶을 지켜내길 바랍니다.

5 운동할 때 먹으면 체력 up, 피로 down

꾸준히 운동하는 운동 마니아를 위한 영양제

꾸준히 운동을 하면서 체력이 좋아지는 것 같다가도 어떤 날은 컨디션 회복이 잘 안 될 때가 있습니다. 이럴 때 영양제를 복용하면 몸속에서 필요로 하는 미량원소들을 보충해주고 에너지대사, 신진대사를 도울 수 있습니다. 꾸준히 운동하는 분들은 앞에서 언급한 '비타민 B군 영양제'를 챙기면 좋습니다. 신체 피로뿐 아니라 정신적 피로를 풀어주고, 에너지를 잘 생성하게 도와주는 영양소이기 때문이죠. 그렇다면 운동으로 지친 세포에 힘을 주고 피로한 몸의 회복을 도우려면 어떤 영양제를 복용하는 것이 좋을까요? 간단히 세 가지를 살펴보겠습니다.

첫째는 아르기닌arginine입니다. 아르기닌은 몸속에서 합성되는 아미노산의 종류 중 하나입니다. 단백질이 대사되면 독성 물질이 생기는데, 이것을 요산으로 합성해서 배출하는 과정에 필요한 성분이죠. 그리고 산화질소를 생성해서 혈관을 확장하고 혈류를 좋게 해줍니다. 몸속 구석구석 산소를 잘 공급할 수 있게 해줘서 신진대사를 올리고 피로는 줄여줍니다.

둘째는 항산화제입니다. 몸속에 산소가 들어오면 제 역할을 하는 과정에서 활성산소가 만들어집니다. 활성산소는 세포를 산화시키며 노화시키는데, 항산화제가 이것을 막아주죠. 항산화제는 활성산소의 생성을 막기도 하고, 활성산소에 의해 세포가 산화되는 연쇄반응을 차단하기도 합니다. 강력한 항산화제인 코엔자임 Q10이나 비타민C, 비타민E, 글루타치온Glutathione 등 세포를 젊게 유지해주는 항산화제를 꾸준히 복용하는 것이 좋습니다.

셋째는 마그네슘입니다. 마그네슘은 최근에 그 중요성이 더 강조되고 있습니다. 마그네슘은 근육 운동에 중요한 역할을 합니다. 근육의 이완을 담당하는 미네랄이기 때문에 근육피로를 풀어 줄 수 있죠. 그리고 칼슘 흡수를 돕기 때문에 근골격 건강에도 중요합니다. 그뿐 아니라 심장 건강, 신경 안정이나 우울감, 불면에도 도움이 될 수 있어서 마그네슘을 복용하면 심신이 건강한 운동을 할 수 있습니다.

하지만 아무리 효능이 좋다고 해도 모든 성분이 다 좋은 것은 아닙니다. 자신에게 도움이 되는 영양제가 무엇인지는 전문가와 상담하기를 권합니다. 그리고 운동이든 영양제든 건강을 위해서라면 꾸준히 하는 것 이상이 없다는 걸 반드시 기억해주세요.

6 여성 피로의 악순환을 끊어내는 영양제

여성호르몬의 불균형 탓에 저하되는 우리의 건강과 삶의 질은 어떻게 회복할 수 있을까요? 앞에서 이야기했듯이, 여성호르몬의 불균형 때문에 일어나는 여성 피로는 대부분 생활 습관과 관련되어 있습니다. 영양가 없는 식사와 고탄수화물 섭취, 운동 부족, 비만, 환경호르몬 노출 등이죠. 이런 안 좋은 습관들을 고치려는 노력이 필요하다는 것은 너무나 당연한 이야기입니다. 이러한 노력과 함께 영양제를 복용한다면 건강을 더 빨리 회복할 수 있습니다. 여성 피로의 악순환을 끊는 데 도움이 되는 영양소에는 어떤 것들이 있는지 알아보겠습니다.

생리 주기에 따라 기분과 컨디션이 오르내리고, 생리가 다가올수록 불안하거나 우울해질 때는 어떻게 하시나요? 생리 주기 때문에 생기는 변화니까 어쩔 수 없다며 받아들이고 마시나요? 그래도 생리 주기에 따라 그런 변화가 있다는 걸 알아채고 수긍한다면 다행입니다. 생리전증후군으로 마음과 몸이 휘둘리고 있다는 사실조차 모른 채 그냥 힘들어만 하는 경우도 생각보다 많습니다. 그래서 나의 몸과 마음을 관찰하여 살피고 알아차리는 게 중요합니다. 만일 생리가 다가오면서 감정적으로나 신체적으로 예측 가능한 패턴을 보인다면, 그에 맞게 좀더 적극적인 영양요법을 시도해볼 수 있습니다.

마그네슘과 칼슘, 비타민 B_6는 생리전증후군을 완화하는 데 도움이 되는 대표적인 미네랄과 비타민입니다. 마그네슘은 '이완 미네랄'이라는 별칭이 있을 정도로 근육과 신경의 긴장을 풀어주는 데 효과적이죠. 마그네슘이 부족하면 불면과 신경과민을 보이기도 합니다. 생리전증후군을 보이는 여성에서 비타민 B_6와 칼슘을 보충하여 증상이 개선되었다는 연구 결과도 있습니다. 생리전증후군의 정신적, 신체적 불편함으로 평소 피로감을 많이 느끼고 있다면 보충해볼 수 있는 영양소들입니다.

에스트로겐과 프로게스테론의 균형을 찾아서

에스트로겐 우세로 여러 불편을 겪고 있다면, 그 균형을 맞추기 위해 에스트로겐을 낮추거나 프로게스테론을 높이면 됩니다. 에스트로겐의 효과를 낮춰주는 영양소에는 대표적으로 '리그난lignan'과 '이소플라본isoflavone'이 있습니다. 리그난은 아마씨에 풍부하게 들어 있는 성분이고, 이소플라본은 대두에서 추출되는 성분입니다. 둘 다 식물성 에스트로겐에 속하죠. 에스트로겐이 우세한 상황을 막기 위해 식물성 에스트로겐을 추가로 복용하는 것은 역설적으로 보일 수 있습니다. 하지만 우리 몸 안에 에스트로겐이 높은지 낮은지에 따라 식물성 에스트로겐의 역할은 달라질 수 있습니다. 몸 안에 에스트로겐이 높은 상황에서는 식물성 에스트로겐이 몸속 에스트로겐과 경쟁하면서 방해하는 역할을 합니다. 반대로 몸에서 만들어내는 에스트로겐이 낮은 상황에서는 에스트로겐을 돕는 역할을 하죠.

프로게스테론을 높여 여성호르몬의 균형을 맞춰주는 성분에는 어떤 것이 있을까요? 바로 '아그누스카스투스 열매 추출 생약' 성분입니다. 낯선 이름이지만, 약국에 가서 "생리전증후군에 먹는 생약 성분 약 주세요"라고 하면 대부분 바로 이 약을 권할 겁니다. 이 약은 우리 몸에서 프로락틴prolactin이라는 호르몬의 과다 분비를 막아 여성 호르몬의 균형을 맞춰줍니다. 임신 기간에는 프로게스테론이 높아서 임신이 유지됩니다. 출산 후에는 프로게스테론이 낮아지고 프로락틴 호르몬이 높아져서 모유를 만들어내죠. 이렇게 두 호르몬은 한쪽이 높아지면 반대쪽이 낮아지는 관계입니다.

마지막으로 감마리놀렌산gamma-linolenic acid(GLA) 성분이 있습니다. 생리전증후군을 개선하는 건강기능식품 기능성 원료로 인정된 성분입니다. 여기에는 여성호르몬의 균형을 맞춰주는 작용은 없습니다. 하지만 오메가-6 지방산에 해당되어 염증 물질(프로스타글란딘)의 대사 장애를 개선해주면서 생리전증후군에 도움을 주죠.

생리가 끝나고 낮아진 호르몬에 힘들다면

매달 겪어오던 생리가 사라지고 폐경이 되면 갱년기를 겪게 됩니다. 여성호르몬이 떨어지면서 여러 낯선 변화를 경험하죠. "갱년기라 그래"라는 말이 통할 정도로 이 기간에는 신체적으로나 정신적으로 무척 힘들어집니다. 호르몬 성분의 의약품을 처방받아 갱년기 장애를 치료하기도 하지만 심하지 않은 경우에는 약국에서 구매할 수 있는 식물성 에스트로겐 일반의약품이나 건강기능식품을 꾸준히 복용하면서 도움을 받을 수 있습니다.

위에서 언급한 대두의 이소플라본과 아마씨의 리그난을 비롯해 '승마추출물' 역시 에스트로겐과 유사한 작용을 하는 식물성 에스트로겐으로 갱년기 증상을 개선해줍니다. 석류 추출물, 홍삼, 회화나무 열매 추출물 등도 모두 비슷한 원리의 제품이죠. 그리고 불안, 우울, 수면장애와 같은 신경정신과적 증상에는 세인트존스워트 식물의 히페리신 성분이 도움이 됩니다. 해송 껍질 추출물에 있는 피크노제놀 성분은 식물성 에스트로겐은 아니지만 강력한 항산화 작용이 있어서 갱년기 여성 건강에 효과가 좋습니다. 혈관 기능 개선 작용이 뚜렷해 안면홍조나

수족 냉증을 비롯해 피부도 좋아질 수 있어요.

여성 피로의 악순환을 끊을 수 있도록 도움을 주는 영양제는 생각보다 다양합니다. 지금 나에게 나타나는 여성 피로의 증상과 복용 중인 영양제나 약제를 함께 이야기하면서 상담하고, 나에게 맞는 영양제를 찾는다면 지긋지긋한 피로의 악순환에서 벗어날 수 있답니다.

Q.

나에게 맞는 영양제는
무엇인가요?

가장 좋은 인공눈물은 무엇?

같은 성분의 인공눈물을 쓰더라도 효과가 지속되어 좋다고 이야기하는 사람이 있는 반면, 오히려 눈이 따갑거나 시야가 흐려진다는 사람도 있습니다. 남에게 좋다고 나에게도 잘 맞는 성분은 아닙니다. 장단점을 비교해서 내 눈에 잘 맞는 인공눈물 성분을 찾아야 합니다.

일회용 인공눈물 성분들의 장단점 비교

카르복시메틸셀룰로오스 / 히프로멜로스

장점 수분을 끌어와 눈물층을 두껍게 유지하는 효과가 크다.

단점 점도가 높아 끈적이는 느낌이 들고 시야가 흐려질 수 있다.

히알루론산

장점 눈물 점액층의 주성분으로 점도가 높아 장시간 보습 효과가 유지된다. 손상된 각막과 결막의 재생에도 도움을 주어 안과 시술 및 수술 후에도 사용된다. 여러 가지 농도가 있다.

단점 일반의약품으로 나온 제품이 없으며 의사의 처방이 필요하다.

염화칼륨 + 염화나트륨

장점 우리가 흘리는 눈물과 유사한 성분으로 수분을 보충해준다.

단점 수분 유지 기능이 낮아 자주 넣어줘야 한다.

트레할로스

장점 수분을 유지하면서 단백질 표면을 보호하는 기능이 있고 오래 지속된다.

단점 드물게 눈 자극을 느낄 수 있다.

PDRN(폴리데옥시리보뉴클레오티드)

장점 보습 작용과 함께 각막의 미세 손상을 재생시켜 안구 건조에서 기인한 염증에도 효과가 있다.

단점 가격이 비싸다.

> * **인공눈물, 꼭 일회용으로 써야 할까?**
>
> 눈이 민감하거나 인공눈물을 자주 혹은 장기간 사용해야 할 때는 일회용 인공눈물을 권합니다. 보존제에 오래 노출되면 그만큼 눈에 자극이 될 수 있습니다.

렌즈를 착용하고 있다면? 보존제 확인하기!

소프트렌즈 착용시 사용 가능한 인공눈물

- 보존제가 들어 있지 않고 일회용으로 포장된 인공눈물
- 글루콘산클로르헥시딘 성분의 보존제가 들어간 인공눈물
- 특허 받은 전용 용기에 담겨 있지만 보존제가 없는 인공눈물

소프트렌즈 착용시 사용하면 안 되는 인공눈물

- '벤잘코늄' 성분의 보존제가 들어간 인공눈물 → 각막에 자극을 일으키고 렌즈의 구조를 변형시킴

> * 벤잘코늄 보존제가 들어 있더라도 수분 흡수가 되지 않는 하드렌즈를 착용하고 사용할 수 있는 제품이 있음.

건조하고 피곤한 눈에 청량감을 주고 싶다면?

멘톨 성분이 함유된 인공눈물

- 박하사탕처럼 청량한 느낌을 주어 눈이 개운해지는 효과
- 멘톨의 함량이 단계별로 나뉘어 있어 시원함의 강도를 선택할 수 있음

> *** 시원한 느낌을 주는 안약 사용시 주의사항!**
>
> 인공눈물이 아니라 충혈이 있거나 피로감이 높을 때 쓰는 안약들이 있습니다. 거기에는 비타민을 첨가해서 피로감을 덜어주는 '비타민 안약'이라고 불리는 제품도 있습니다. 비타민이란 수식어 때문에 장기간 써도 되는 제품이라고 오해할 수 있지만 충혈을 완화하기 위한 혈관 수축 성분도 함께 들어 있기 때문에 단기간만 사용해야 하는 안약입니다. 장기간 연속해서 넣거나 하루에 5~6회 이상 자주 사용하면 반사작용으로 증상이 악화될 수 있으니 주의하세요. 렌즈 착용시에도 사용할 수 있는 제품인지 보존제를 꼭 확인해야 합니다.

인공눈물로 해결되지 않는다면?

1단계 안과를 방문하여 정확한 원인을 파악한다.

2단계 원인에 맞게 인공눈물 외에 다른 제품을 처방받아 사용한다(지질층을 보충하는 겔이나 안연고 제품, 점액층에 작용하는 안구 건조 치료제 등).

3단계 안구 건조를 개선하는 눈영양제를 복용한다(안구 건조에 도움이 되는 성분들: 비타민 A, 사유, 오메가-3).

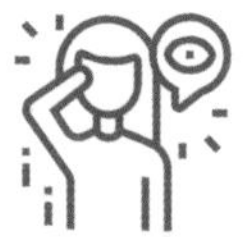

7 넌 나에게 나른함을 줬어

지금까지 우리가 피곤한 이유들에 대해 이야기했습니다. 부신 기능 저하로 인한 만성피로부터 식이습관, 수면장애, 스트레스, 호르몬 변화까지 우리를 피로하게 만드는 것들은 다양합니다. 피로를 가져오는 이유는 더 있습니다. 바로 우리가 복용하는 약들에 있죠.

찾았다 요놈! 나를 피로하게 한 원인

우리는 약간 졸리거나 나른한 느낌일 때 피곤하다고 표현하기도 합니다. 그런데 이 피로는 생활하면서 흔히 먹는 약 때문에 생길 수도 있습니다. 대표적인 약이 감기약입니다. 감기약에 들어 있는 항히스타민제 성분이 우리를 나른하게 만들죠.

우리 몸에 나쁜 것들이 들어오면 면역 반응이 일어나는데, 그 과정에서 히스타민이 분비됩니다. 몸이 싸우는 동안 이 물질이 알레르기 반응을 일으키죠. 콧물, 코막힘, 재채기, 두드러기, 가려움 등으로 그 증상이 나타납니다. 이 불편한 증상을 없애는 데 항히스타민제가 쓰이죠. 그런데 이 성분은 뇌 장벽을 통과해 중추신경계까지 통제합니다. 감기약을 먹고 졸린 이유가 바로 이 때문이죠.

이런 부작용을 보완하기 위해 새로운 항히스타민제가 개발되었습니다. 그걸 2세대 항히스타민제라고 부르죠. 2세대까지는 일반의약품으로 약국에서 구매할 수 있습니다. 대표적인 성분이 '세티리진cetirizine'과 '로라타딘loratadine'입니다. 3세대는 처방약으로 분류되어 있습니다. 그래서 감기나 알레르기 증상으로 항히스타민제를 복용해야 하는데 너무 졸리거나 피로감이 있다면 3세대로 처방을 받거나 2세대 중에서도 졸음 부작용이 덜한 로라타딘 성분으로 선택할 수 있습니다.

잠이 안 와서 괴로워하다 수면제의 도움을 받는 사람

들이 있습니다. 이들은 약국에서 수면유도제를 구매하거나 병원에서 수면제를 처방받아 복용하죠. 약 덕분에 잠을 편히 이룰 수 있었지만 오전까지 잠이 덜 깬 듯한 피로함을 느낄 수 있습니다.

약국에서 구매할 수 있는 수면유도제는 앞서 설명한 항히스타민제 성분으로 되어 있습니다. 항히스타민제의 졸음 부작용을 이용해서 일시적인 수면장애에 허가를 받은 약이죠. 대표적인 성분으로 '독시라민Doxylamine'과 '디펜히드라민Diphenhydramine' 두 가지가 있습니다. 보통 취침 한 시간에서 30분 전에 복용합니다. 그런데 너무 늦은 밤이나 새벽에 복용하면 오전까지 약효가 지속될 수 있습니다. 개운하지 않은 채로 일어나서 몽롱한 상태로 운전이라도 하면 무척 위험합니다.

약 효과가 너무 길게 느껴지면 약물 지속 시간이 상대적으로 짧은 디펜히드라민 성분의 약을 선택할 수 있습니다. 처방되는 수면제의 경우엔 취침 직전에 1회 복용하되, 기상 7~8시간 전에는 복용해야 해요. 이튿날 일찍 일어나야 한다거나 충분한 수면 시간을 확보하지 못한다면 약 기운 탓에 일상생활이 힘들 수 있고 안전사고의 위험도 높아집니다.

몽롱함까지는 원하지 않았어요

최근 들어 우울증이나 불안증으로 신경정신과에서 약을 처방받고 복용하는 사람들이 많이 늘었습니다. 그런데 복용 초기에 약 때문에 머리가 어지럽다거나 몽롱하다고 부작용을 호소하는 사람들이 있습니다. 해당 증상으로 복용하는 약제들은 신경의 활동을 억제하는 약이라 약간 가라앉는 느낌이 들 수 있습니다. 이런 부작용을 느끼는 환자 중 기립성저혈압 증상을 보인다면 약물을 바꾸어야겠지만, 그렇지 않다면 익숙해질 때까지 몇 주 동안 기다리는 것이 좋습니다. 항우울제의 진정 효과는 복용 첫 주가 지나면서 대부분 줄어듭니다.

실제로 많은 항우울제가 계열에 따라 차이가 있지만 진정 작용을 일으킵니다. 졸림 부작용이 큰 계열에는 대표적으로 '삼환계 항우울제'가 있습니다. 여기에는 수면제로 허가받은 성분(독세핀)이 있을 정도죠. 시간이 지나도 피로감이 가시지 않아 일상생활에 지장을 받는다면 담당 의사와 상의한 후 저녁이나 취침 전에 복용할 수 있게 처방을 변경하거나 필요시 약제를 교체할 수도 있습니다. 하지만 약물이 잘 작용하는지에 관한 전체적인 평가는 6주 내지 8주의 기간을 요구하기 때문에 꾸준한 진료와 복용이 중요합니다.

불안장애로 '벤조디아제핀 계열'의 약물을 복용하는 사람들도 피로를 많이 느낍니다. 이 계열의 약은 향정신성의약품*으로 관리되고 있습니다. 이 약은 신경을 억제하는 신경전달물질(GABA)을 촉진해서 효과를 나타내는데, 의존성이 강해서 불안 증상을 즉각적으로 완화해야 할 때 단기적으로 사용합니다. 가장 흔한 부작용이 중추신경 억제 효과(졸림, 진정, 정신운동 장애, 운동실조)와 기억력 저하, 선행건망증과 같은 인지 기능에 대한 영향입니다.

불안장애나 우울증에 사용되는 항우울제가 2~4주 정도 되어야 효과가 나타나는 반면 벤조디아제핀 계열의 약은 2주 안에 효과가 나타납니다. 하지만 갑자기 복용을 중단하면 반동성 불안장애나 금단증상이 생기기 때문에 반드시 서서히 용량을 줄여야 합니다. 같은 질환에 사용되는 약이라도 계열에 따라, 약에 따라 효과 발현 시간도 다르고 부작용의 정도도 다르다는 걸 기억해야 합니다.

---

* 향정신성의약품이란 사람의 중추신경계에 작용하는 것으로, 이를 오용(잘못 사용)하거나 남용(일정한 기준이나 한도를 넘어서 함부로 사용)하는 경우 인체에 심각한 위해가 있다고 인정되는 물질을 의미합니다. 환각, 각성, 수면 또는 진정 작용을 하며, 오용하거나 남용할 경우 신체적 또는 정신적 의존증을 일으킵니다.

꾸준한 약물 복용과 진료가 필요한 질환일수록 복용하고 있는 약을 충분히 이해해야 합니다. 그래서 약 때문에 나른하고 피로한 느낌이 들 수도 있고, 약효가 발휘되기까지 충분한 기간이 필요하다는 것을 조금 자세하게 설명했죠. 전문적인 내용이라 어렵게 느껴질 수도 있지만 약 복용을 앞둔 사람에게 도움이 될 것입니다. 혹시라도 약을 복용하다 일상생활이 힘들 정도로 심하게 피로감이 느껴진다면 전문가와 상담한 후 약물을 변경하거나 용량을 조절할 수 있으니, 올바른 약 복용으로 미처 생각하지 못한 피로감까지 싹 해결하길 바랍니다.

8

약을 먹고 더 피곤한 이유

약리학적 특성 때문에 발생하는 약물 부작용도 없고, 용법과 용량에 맞게 약을 복용하는데도 오히려 몸이 상하면서 피곤해지는 경우도 있습니다. 도대체 우리 몸에서 무슨 일이 일어나고 있는 걸까요?

드럭머거drug muggers. 말 그대로 인체 내에서 잘못 작용하여 몸속 유익한 영양소를 앗아가는 약물을 뜻합니다. 질병을 치료하거나 건강을 유지하기 위해서 먹는 약이 또 다른 질환을 초래할 수 있다는 뜻으로, 인간의 몸에서 비타민, 미네랄, 호르몬 등의 천연물질을 고갈시키는 약물들을 의미하죠. 여기엔 일반의약품, 전문의약품은 물론 식품, 생약, 생활 방식 등 인체에 영향을 미치는 모든 것들이 포함된다고 합니다.

이 개념이 나왔을 때 많은 약사가 흥미롭게 생각했습니다. 사실 영양적인 부분에서 연구가 활발하게 진행되어 논문이나 근거가 충분히 나온 것은 아닙니다. 그래서 일선 의사들은 '드럭머거'라는 개념을 받아들이지 않기도 합니다. 하지만 질환을 치료하는 방법으로 식이조절을 함께하는 것처럼 영양적인 부분으로 시도할 수는 있습니다. 실제로 약물로 결핍된다고 알려진 특정 영양소를 보충하고 도움을 받은 사람들이 많기 때문에 환자의 건강을 위해 다차원적으로 접근해볼 필요가 있습니다.

평소 생활이 비타민 B를 결핍시킨다

비타민, 미네랄을 뺏어가는 드럭머거가 많지만 여기서는 피로에 일조하는 대표적인 '비타민 B군 드럭머거'를 이야기해보겠습니다. 스트레스로 만성피로가 되면 비타민 B군 결핍이 일어나 에너지가 제대로 생성되지 못해 더 피곤을 느끼게 됩니다. 그런데 스트레스 말고도 우리 일상생활에서 비타민 B군을 고갈시키는 것들이 있습니다. 바로 술과 담배입니다. 음주가 잦고 흡연 양이 많은 사람은 피로 회복와 세포의 건강을 생각해서 비타민 B군 복합제를 복용하는 게 좋습니다. 게다가 술과 흡연은 비타민 B군을 비롯한 여러 영양소의 드럭머거이기도 합니다.

본격적으로 비타민 B군을 결핍시키는 '약물'을 알아보겠습니다. 몸속 영양소를 뺏어가는 대표적인 식품에 술이 있다면, 이에 맞먹는 약물 드럭머거가 존재합니다.

첫째, '항생제'입니다. 감기에서 기인한 2차 세균 감염에 흔히 처방되기도 하고, 치과·피부과·산부인과 등 많은 진료과에서 항생제를 처방합니다. 그런데 이 글을 읽고 '그럼 항생제를 복용하지 말아야겠다, 좋은 게 하나도 없는 것 같아'라고 생각하면 곤란합니다. 항생제가 필요한데 복용하지 않으면 염증이 덧나거나 더 큰 문제가 일어날 수도 있습니다. 그리고 증상이 괜찮아진 것 같아 임의로 중단하면 내성 문제도 있죠. 치료 목적의 항생제는 반드시 복용해야 합니다. 대신 항생제가 비타민 B군을 결핍시킨다는 사실을 기억하면 됩니다.

둘째는 '피임약'입니다. 피임약을 피임 목적으로 장기간 복용하는 사람들은 특히 더 신경 써야 합니다. 그중 만성피로에 시달리거나 기분도 별로고 우울감이 느껴진다면, 피임약이 몸속 영양소를 야금야금 빼어가고 있는 것일 수 있습니다. 그리고 피임약이 아니더라도 치료 목적으로 호르몬 제제를 투여받고 있다면 비타민 B군 결핍으로 인한 피로감을 느낄 수 있습니다.

아무래도 장기간 복용하는 약이라면 더 신경을 써야 합니다. 우리가 느끼지 못하는 사이 조금씩 우리 몸의 에너지 일꾼들을 고갈시키기 때문입니다. 많은 사람들이 장기 복용을 하는 약 중에 또 무엇이 있을까요? 위산 분비 억제제가 있습니다. 안 그래도 피곤한데 스트레스 때문에 생긴 위장병을 치료하려고 복용한 위장약이 나를 더 피곤하게 만드는 아이러니입니다. 위장약을 장기 복용하면 위장의 산도를 변화시켜 비타민 B군만이 아니라 다른 영양소도 제대로 흡수하지 못하게 됩니다. 그러니 위장장애가 나타나면 회복을 위해 수단과 방법을 가리지 않는 것이 좋습니다. 약 복용과 함께 식이조절, 스트레스 관리, 금주는 기본이죠. 단, 무분별한 위장약 복용은 오히려 위장 기능을 저하할 수 있으니 증상에 맞게 조절해야 합니다.

약물은 아픈 몸을 치료하고 건강을 유지해주는 고마

운 물질입니다. 그런데 드럭머거의 개념으로 보면, 필요한 영양소를 고갈시켜 우리를 더 피곤하게 만듭니다. 심각한 약물 부작용은 아니지만, 복용 중인 약물 때문에 몸속 영양소를 뺏기지 않아야 합니다. 앞으로는 좀더 넓은 관점으로 약물에 대한 시야를 넓혀야 하겠습니다.

9

잠은 안 오고, 피로는 쌓이고

숙면을 하지 못하는 사람은 여러 양상을 보입니다. 잠에 쉽게 들지 못하는 사람, 잠은 드는데 중간에 자주 깨는 사람, 몇 시간만 자고 일찍 깨는 사람, 자고 일어나도 피곤한 사람 등 여러 유형이 있죠. 이런 증상으로 괴롭다면 우선 생활 습관을 바꾸려는 노력과 함께 단기적으로 수면제를 복용할 수 있습니다.

불면증이라고 해서 무조건 수면제를 복용하는 것은 아닙니다. 불면증의 원인은 아주 다양하기 때문입니다. 주변을 둘러보면 불안장애나 우울증 등으로 불면이 오는 사람들이 꽤 많습니다. 이들은 수면제가 아니라 항불안제, 항우울제로 불면을 해결할 수 있습니다. 그런데 이런 질환이 없는데도 항불안제, 항우울제를 사용하는 경우도 있습니다. 불안증과 우울증에 쓰는 용량보다 저용량으로 진정 효과를 기대하는 경우입니다. 그리고 수면무호흡증이나 하지불안증과 같은 수면장애로 잠이 깨는 사람도 있는데, 이들은 질환 치료를 받고 증상을 조절하는 약을 복용하면 불면 증상이 함께 치료되기도 합니다. 이렇게 원인치료를 통해 저절로 해결될 수 있기 때문에 잠이 안 올 때마다 무조건 수면제를 찾기보다는 수면클리닉을 방문해 다른 이유로 불면이 생긴 건 아닌지 확인하는 것이 좋습니다.

수면제에 대한 무시무시한 이야기들

수면제에 대한 괴담을 들어본 사람이 많을 겁니다. 먹을수록 중독되고, 습관이 되고, 부작용으로 환청·환각 증상이 생겨 자살의 위험도 있다는 식의 이야기죠. 실제로 약 설명서에도 명시된 부작용이긴 합니다. 하지만 복용한다고 해서 무조건 모든 이상 반응이 나타나는 건 아니에요. 불면증에 가장 많이 처방되는 성분인 '졸피뎀

zolpidem'은 향정신성의약품으로 분류되어 있습니다. 그만큼 엄격한 관리에 따라 사용해야 하는 약물이죠. 수면제를 처방받아 복용하는 사람들은 빠르고 강한 효과를 경험하기 때문에 불면의 괴로움에서 벗어나기 위해 수면제의 유혹을 떨치기 어려울 수 있습니다. 하지만 습관성, 내성의 위험이 있어 장기 복용은 권하지 않습니다. 장기간 수면제에 의존하면 수면제 없이는 잠을 못 자게 되고, 오히려 수면제 때문에 불면이 생길 수도 있습니다. 불면증의 약물치료는 수면장애로 망가진 사이클이 정상적으로 돌아오면 중단하는 게 원칙입니다. 약에 너무 의지해서는 안 됩니다.

수면제를 먹기가 부담스럽다면 영양제를 복용해보는 것도 도움이 됩니다. 멜라토닌이 부족해서 수면장애가 온다면 직접 멜라토닌을 복용할 수도 있습니다. 잠자리에 들기 한두 시간 전쯤에 복용하면 서서히 졸려오며 잠이 들 수 있게 도와줍니다. 우리나라에선 전문의약품으로 분류되어 있어서 처방을 받아야 복용할 수 있고, 약물 방출 시간이 오래 지속되는 서방형 제제여서 건강기능식품으로 복용하는 멜라토닌보다 작용 시간이 깁니다.

마그네슘 영양제도 불면에서 벗어나는 데 도움을 줍

니다. 앞에서 이야기했듯이 신경을 이완해주는 미네랄인 마그네슘은 진정 작용이 있습니다. 스트레스로 경직된 근육을 풀어주고, 신체 피로를 풀어주기 때문에 수면에 도움이 될 수 있습니다. 생활 습관을 교정하면서 부가적으로 수면을 도와줄 수 있는 영양제를 챙겨 먹는다면 훨씬 도움이 됩니다.

10

커피 한 잔 값으로 먹는 피로회복제

카페인으로 버티는 하루하루

잠 못 드는 밤도 괴롭지만, 잠 못 자는 낮도 괴롭기는 마찬가지입니다. 졸린 상태를 깨워주는 커피는 어느새 우리의 하루를 지탱해주는 에너지가 되었습니다. 향긋한 커피 향만으로도 머리가 맑아지는 것 같죠. 적당량의 카페인은 몸에 쌓인 피로를 풀어주고 정신을 맑게 해줍니다. 이뇨 작용을 통해 부기를 빼주고 체내 노폐물을 제거하기도 합니다. 이런 카페인의 도움을 받아 잠을 이겨내고 일의 능률을 높이죠. 그런데 커피를 마셔도 유난히 더 피곤한 날이 있습니다. 온몸이 천근만근이고 하루를 무사히 버틸 수 있을까 걱정이 되죠. 이럴 때는 커피 한 잔보다 더 강력한 무언가가 필요합니다. 그래서 커피를 더 마셔보기도 하고, 에너지 드링크를 사서 마셔보기도 합니다.

이를 반영이라도 하듯 최근 국내 에너지 음료 판매 시장이 급격히 커지고 있습니다. 2010년부터 승승장구하더니 현재는 20가지가 넘는 에너지 드링크가 유통되고 있죠. 피로 회복와 잠을 깨는 데 효과적이라고 소문이 나면서 당장의 피로에서 벗어나길 바라는 사람들이 많이 찾고 있습니다. 몇 년 전엔 수험생들 사이에 '붕붕드링크'라고 하는 고카페인 음료 제조법이 유행하면서 고카페인 섭취에 대한 문제점이 알려지기도 했습니다.

카페인 섭취를 주의해야 한다고 알고는 있지만, 그 기준이 정확히 어떻게 되는지 아는 사람은 많지 않습니다. 현재 식약처에서는 액체 1밀리리터당 카페인이 0.15밀리그램 이상 함유된 음료를 고카페인 함유 제품으로 규정하고 있습니다. 소비자가 이걸 일일이 계산할 수는 없으니 이 기준을 넘은 음료에는 '고카페인 함유'와 '총 카페인 OOOmg 함유'를 표시하도록 하고 있습니다. "어린이, 임산부, 카페인 민감자는 섭취에 주의하여 주시기 바랍니다"라는 문구도 들어가야 하죠. 실제로 2016년 한국소비자원에서는 총 카페인 함량을 미표시한 업체를 적발하기도 했습니다.

식약처는 나이에 따른 카페인 일일 섭취 기준을 제시했습니다. 성인은 하루 최대 400밀리그램 이하, 임산부는 300밀리그램 이하로 복용해야 한다고 정했죠. 그런데 카페인은 현대인의 기호식품에 광범위하게 들어 있는 성분입니다. 커피, 에너지드링크, 탄산음료, 녹차, 초콜릿, 코코아뿐 아니라 우리가 흔히 먹는 약에도 카페인이 들어 있습니다. 일부 진통제, 감기약, 다이어트 약에도 포함되어 있죠. 이런 사실을 간과하고 먹다 보면 카페인을 과다 복용할 수 있습니다.

내가 카페인 중독일까?

카페인 섭취를 갑자기 멈추면 두통, 짜증, 무기력 등 금단증상이 나타납니다. 이를 카페인 중독 또는 카페인 의존증이라고 부릅니다. 미국정신의학회는 하루 카페인 섭취량이 250밀리그램 이상이면서 수면장애, 잦은 소변,

가슴 두근거림, 위장 장애, 안절부절, 지칠 줄 모름, 동요, 근육경련, 신경과민, 흥분, 산만, 안면홍조 등 12가지 증상 중 5가지 이상에 해당하면 카페인 중독으로 진단하고 있어요. 성인 하루 최대 용량인 400밀리그램을 초과하지 않아도 카페인 중독일 수 있다는 것입니다. 카페인을 과다 섭취하면 이런 부작용을 겪을 가능성이 더 커지죠. 카페인 과다 섭취를 피하려면 음료 등에 함유된 카페인의 양을 라벨에서 확인하는 것이 좋습니다. 카페인 하루 섭취 권장량을 지키고 커피가 생각날 때 디카페인 커피나 허브차 등으로 대체하는 것도 좋은 방법입니다. 하지만 디카페인 커피라고 해서 카페인 함량이 0인 것은 아닙니다.

카페인이 위험한 사람

카페인 섭취를 더 자제해야 하는 사람들이 있습니다. 다음에 해당하는 사람들은 카페인을 섭취할 때 주의해야 합니다.

첫째, 카페인에 유난히 민감한 사람은 조심해야 합니다.

둘째, 심장병 환자는 카페인 섭취를 중단할 필요는 없지만 혈압 상승, 심박수 증가 등이 발생할 수 있어 줄이는 것이 바람직합니다. 특히 과다 섭취를 주의해주세요.

셋째, 뼈가 약하거나 칼슘 섭취가 부족한 사람입니다. 카페인은 이뇨 작용이 있어 칼슘 배설을 증가시키므로 골다공증 환자는 섭취하지 않아야 합니다.

넷째, 위궤양 환자입니다. 카페인은 위산 분비를 촉진합니다.

다섯째, 불면증이 있는 사람입니다. 카페인의 각성 효과가 불면을 유발하기 때문이죠.

여섯째, 임신부입니다. 임신부가 카페인을 하루 300밀리그램 이상 섭취하면 자궁으로 가는 혈류량이 줄어 저체중아를 낳을 위험이 증가합니다.

일곱째, 약을 복용하고 있는 사람입니다. 카페인이 함유된 진통제, 감기약과 함께 섭취하면 카페인을 과다 섭취하게 됩니다. 천식, 만성 기관지염 등에 사용되는 알부테롤, 클렌부테롤 등과 함께 섭취하면 중추신경계를 자극해 부작용이 일어날 수 있습니다.

아무리 고함량 카페인 섭취가 몸에 안 좋다 해도 한번 효과를 본 사람이면 피로가 심한 날 어쩔 수 없이 찾게 됩니다. 평소 과다한 카페인 섭취로 건강이 걱정된다면 약국으로 한번 가보세요. 앞서 소개한 피로 회복에 좋은 비타민 B군 영양제와 아르기닌, 마그네슘 등의 성분으로 조합된 약을 1회분 세트 구성으로도 먹을 수 있습니다. 카페인이 들어가지 않은 조합으로 이틀 정도 복용하면 카페인 과다 섭취는 피하면서 에너지는 올려주죠. 효과적으로 피로를 풀 수 있습니다. 갑자기 운동을 심하게 해서 피로가 급하게 몰려왔거나 주말에 과한 야외 활동을 했거나 밀린 업무로 야근을 했을 때, 카페 대신 약국에 가서 커피 한 잔 값으로 피로를 풀어보는 것도 좋습니다.

나를 위한
만성피로 셀프 솔루션!

피로회복을 위해
꼭 실천해보고 싶은 한 가지는
무엇인가요?

약국 똑똑하게 이용하기

약국이라고 하면 어떤 이미지가 떠오르나요? 약을 사는 공간이라는 생각부터 떠오르시나요? 약사인 저에게 약국이란 가장 문턱이 낮은 건강센터입니다. 건강에 문제가 생기면 문만 열고 들어와 약사를 만날 수 있기 때문이죠. 약국이란 공간은 약을 사고파는 소매점의 기능과 건강 증진에 기여하는 건강센터의 기능을 동시에 하고 있습니다. 건강한 삶을 영위할 수 있도록 적절한 약물 선택에 도움을 주는 전문가의 의견을 들을 수 있죠. 이런 약국에서 약만 구매한다는 건 너무 아쉬운 일 아닐까요?

평소 건강을 관리하기 위해 약국을 똑똑하게 이용하

라는 이야기를 자주 합니다. 특히 단골 약국을 만들라는 조언을 많이 하죠. 약국을 자주 이용할 일이 없다면 단골 약국까지는 거리감이 느껴질 수 있지만, 평소 친절하고 건강에 조언을 아끼지 않는 약사가 있는 약국을 눈여겨봤다가 갈 일이 생겼을 때 그곳을 이용하는 것도 좋습니다. 단골 약국을 만들면 약사가 병력과 약력을 기억하니 더 구체적인 조언을 해줄 수 있고, 혹시나 부작용이 생겼을 때도 문제를 파악하기가 훨씬 수월합니다. 회사나 집 근처에 단골 약국을 두면 훨씬 더 많은 도움을 받을 수 있을 겁니다. 약국에서는 약만 사는 것이 아니라 약과 건강에 대한 이야기도 나눌 수 있습니다. 단골 약국을 똑똑하게 이용하려면 다음의 세 가지를 유념하면 됩니다.

1 자신의 질환과 증상을 상세히 말하기

약을 선택할 때 가장 중요한 것은 증상에 맞는 약을 사용하는 것입니다. 어떤 약이 유명하다고 해서 자신에게 가장 잘 맞는 약은 아닙니다.

2 지금 복용하고 있는 약을 알려주기

함께 복용하면 위험하거나 효능을 떨어트리는 경우가 있습니다. 이런 부분을 확인하여 안전하고 효과적인 약물로 바꿀 수 있답니다.

3 본인의 약력에 대해 말하기

예전에 어떤 증상으로 어떤 약을 써보고 효과가 어떠했는지 이야기하면 중복되지 않는 알맞은 약을 제공할 수 있습니다. 만일 병원 진료가 필요하다고 판단되면 병원으로 안내해줄 수도 있습니다. 또한 약물 알레르기가 있다면 그 부분도 꼭 이야기해야 합니다.

나만의 작은 약국 만들기

집에 있는 상비약 상자를 잘 구성, 관리하면 작지만 알찬 약국을 가지고 있는 것과 같습니다. 평소 본인이 자주 겪는 증상, 질환 등에 맞게 사용할 수 있는 약을 잘 준비해 두면 언제나 든든하죠. 자주 겪는 질환이 없더라도 본인의 생활방식에 맞춰 자주 일어날 수 있는 상황에 대비한 상비약을 구성할 수도 있습니다. 예를 들어, 주방에서 요리를 자주 한다면 화상이나 칼에 베이는 경우를 대비한 약이 필요하고, 야외활동을 즐긴다면 파스나 소염진통제 같은 약들이 필요하겠죠. 상비약 상자는 이렇게 본인의 상황에 맞게 구성하는 것이 좋습니다.

지금 여러분 집에 있는 상비약 상자는 어떤가요? 이야기가 나온 김에 상비약 상자를 가져와서 한번 확인해보세요. 사용기한이 지난 약은 미련 없이 폐기하고, 마치 골동품처럼 누렇게 색이 바랜 밴드, 반창고 들도 싹 정리하세요. 있는 약들의 용도를 모두 확인하고 더 필요한 상비약이 있다면 약국에 가서 구매하세요. 이렇게 잘 정리를 마친 상비약 상자를 바라보고 있으면 마음 한구석이 든든해질 겁니다. 상비약 상자를 관리할 때는 다음의 사항을 따르는 게 좋습니다.

1 개봉 날짜와 주의사항을 적어두기

약 포장에 있는 사용기한은 개봉하지 않은 새 제품으로 사용 가능한 기간을 말합니다. 그런데 개봉을 했다면 사용기한이 달라집니다. 꼭 기억해야 할 주의사항과 어떤 증상에 사용했는지도 약 포장 겉면에 잘 보이게 써둔다면 다음에 사용할 때에도 잊어버리지 않을 수 있습니다. 약 설명서와 포장 상자는 버리지 말고 함께 보관해야 합니다.

포장에 따라 달라지는 개봉 후 약 사용기한

알약	한 알씩 개별 포장된 것은 상자 겉면에 있는 사용기한까지
시럽	개봉 후 1~2개월 이내에 사용
외용제	개봉 후 6개월 (통에 덜어낸 연고는 1개월 이내)
통 안약	개봉 후 1개월
일회용 안약	개봉 후 사용하면 폐기(무보존제, 무균제조)

2 외용제는 잘 봉해서 보관하기

파스를 쓰고 지퍼를 제대로 닫지 않은 채로 보관하면 약효가 유지되지 않습니다. 습윤밴드도 열어두면 세균에 오염되어 상처 치료에 오히려 안 좋을 수 있습니다. 멸균 거즈는 포장된 단위대로 일회용으로 사용하고 폐기해야 합니다. 다시 잘 밀봉해도 더는 멸균 상태가 아니랍니다.

3 바르는 외용제는 깨끗하게 사용하기

연고를 손으로 바로 덜어 바르거나 환부에 직접 닿게 하면 오염됩니다. 면봉 등을 이용해 덜어내고 손을 깨끗하게 씻은 다음에 외용제를 바르는 것이 바람직합니다.

4 냉장 보관할 약들은 냉장 보관하기

실온에 보관하면 안 되는 약들은 확인하여 반드시 냉장 보관하세요. 그런데 신선하게 보관하겠다고 모든 약을 냉장고에 넣는 일도 있습니다. 약을 넣고 꺼낼 때마다 큰 온도 차가 있는 것은 바람직하지 않습니다. 게다가 냉장고 안은 습도가 높죠. 약은 보관 조건에 맞게 보관해야 합니다.

Q.

지금 상비약 상자에 있는 것은 무엇이고,
어떤 약을 더 구비해야 하나요?

지금이 건강해지기 가장 좋은 때

피로는 간 때문이라는 생각에 간 영양제부터 찾는 사람들을 보며 무척 안타까웠습니다. 이 책을 통해 만성피로는 간 때문만도 아니고 만성피로의 해결법이 그리 간단한 것도 아니란 걸 이야기하고 싶었습니다. 버티는 힘을 되찾고 건강한 상태를 회복하려면 몇 가지 영양제나 약만으로 가능한 것이 아니란 말을 가장 하고 싶었죠. 약은 근본적인 해결책이 될 수 없습니다. 저희가 약사이기 때문에 더욱 그랬습니다. 건강한 삶을 누리려면 먹고, 자고, 쉬고, 움직이는 활동 속에서 좋은 습관을 만드는 노력을 해야 합니다. 영양제는 그저 거들 뿐이죠. 잘 먹고, 잘 자고, 잘 쉬고, 운동하고, 마음을 돌보는 것이 만성피로에서 벗어나는 유일한 길입니다.

또 하나, 만성피로를 세포에서 일어나는 이야기를 통해서 이해해주길 바랐습니다. 세포에서는 우리가 상상하는 것 이상으로 많은 일이 일어나고 있습니다. 만성피로의 원인은 굉장히 복잡합니다. 많은 호르몬 신호와 신경을 공유하는 우리 몸의 복잡한 이야기는 현대 의학과 과학으로도 모두 밝혀지지 않았습니다. 다만 만성피로를 느끼는 가장 큰 원인이 스트레스이기 때문에 부신 피로의 관점에서 접근해봤습니다. 스트레스는 건강과 아주 밀접한 만큼 그 접점에 있는 코르티솔과 이를 만드는 기관인 부신에 대한 이야기를 풀었죠. 스트레스를 받고 있지만 무너지지 않기 위해 무던히 애쓰는 우리 몸의 세포들과 호르몬들, 그리고 여성이기 때문에 더 피곤할 수 있는 부분들에 대해 말이죠.

자연의 힘이 위대하듯 우리의 몸도 위대합니다. 스트레스에 쉽사리 무너지지 않기 위해 이토록 놀랍게 설계되어 있습니다. 버티는 힘을 가지고 있는 것이죠.

다만 너무 많은 스트레스에 짓눌려 그 힘을 잠시 잃어버렸을 뿐입니다. 만성피로는 그런 상태입니다. 그리고 우리는 여러 단계의 알아차림과 생활 습관 변화를 통해 버티는 힘을 되찾을 수 있습니다.

나쁜 생활 습관과 스트레스로 세포와 호르몬의 균형이 무너진다는 것을 알고 나면, 그것을 회복하는 방법 역시 좋은 생활 습관과 꾸준한 스트레스 관리라는 것도 여실히 느낄 수 있습니다. 그게 가장 중요합니다. 물론 하나하나 실천하는 것이 쉽지는 않습니다. 커다란 프로젝트를 성공시키는 것보다 이런 사소한 습관을 고치는 게 더 어려울 수 있습니다.

"어디가 아픈 건 아니지만 이제 더는 피곤하지 않았으면 좋겠어요."

공기 중의 산소처럼 건강함이 당연하게만 느껴질 때는 건강을 돌본다는 것이 다른 사람 이야기로 들립니다. 하지만 건강이 나빠지고 매일 먹어야만 하는 약들이 한두 개씩 늘어나면, 그동안 건강을 잘 돌보지 못한 것을 후회할 겁니다. 어쩌면 바로 지금이 건강을 위한 실천들을 시작하기에 가장 좋은 때입니다.

그럼 이 마지막 책장을 덮고 나면 어떤 것부터 시도해볼까요?

참고문헌

1장 우리는 왜 피곤할까?

- 대한만성피로학회, 〈만성피로 자가진단〉
  http://www.pirozero.com/2.0/survey/survey.asp

- Selye H. The stress of life. revised ed. New York: McGraw-Hill; 1984.

- 제임스 L. 윌슨 지음, 이진호 외 5명 옮김, 《내 몸의 에너지 도둑 - 만성피로 치료사 부신의 재발견》, 한솜미디어, 2019.

- 방송통신심의위원회, 《2011 방송심의사례집》(인쇄본).pdf
  http://www.kocsc.or.kr/mainPage.do

- 안영우, 〈만성적인 스트레스로 인한 부신고갈과 피로현상〉, 《대한의사협회지 54》(2011년 1월), 81-87쪽.

- 마이클 T. 머레이·조셉 E. 피쪼르노 지음, 정성한 옮김, 오홍근 감수, 《자연의학 백과사전》, 전나무숲, 2009.

- 질병관리본부 국민건강정보포털 '빈혈'
  https://health.cdc.go.kr/health/HealthInfoArea/HealthInfo/View.do?idx=2250

- 임호영·곽재용, 〈철결핍빈혈의 치료〉, 《대한내과학회지》 제89권 제1호(2015).
  http://ekjm.org/upload/kjm-89-1-43.pdf

- 〈혈액종양분과〉, 《내과전공의를 위한 진료지침》
  https://www.kaim.or.kr/major/file/06.pdf

- 질병관리본부 국민건강정보포털 '갑상선 결절'
  https://health.cdc.go.kr/health/HealthInfoArea/HealthInfo/View.do?idx=50

- MSD 매뉴얼 '갑상샘 장애'
  https://www.msdmanuals.com/ko/

- 조용욱, 〈여성과 갑상선 질환〉, 《대한내과학회지》 제77권 제6호(2009).
http://ekjm.org/upload/7706703.pdf

- 이은직, 《갑상선질환 완치설명서》, 헬스조선, 2012.

- 질병관리본부 국민건강정보포털 '간염'
https://health.cdc.go.kr/health/HealthInfoArea/HealthInfo/View.do?idx=2050

- 질병관리본부 국민건강정보포털 'B형 간염'
https://health.cdc.go.kr/health/HealthInfoArea/HealthInfo/View.do?idx=6010

- 킴스온라인 '지방간'
http://www.kimsonline.co.kr/ResCenter/diseasefocus/view/199

- Hepbmoms ASIAN LIVER CENTER
https://www.hepbmoms.org/korean

- MSD 매뉴얼 '성인의 황달'
https://www.msdmanuals.com/ko/

2장 옐로카드를 받은 사람의 솔루션

- 박민선, 〈근거중심의 스트레스 관리법: 비약물적 스트레스 대처 및 스트레스 반응 조절법을 중심으로〉, 《대한의사협회지 56》(2013년 6월), 478-484쪽.

- 영국 보건의료서비스(NHS): Breathing exercise for stress
https://www.nhs.uk/conditions/stress-anxiety-depression/ways-relieve-stress/

- 영국 보건의료서비스(NHS): Treatment - Chronic fatigue syndrome
https://www.nhs.uk/conditions/chronic-fatigue-syndrome-cfs/treatment/

- Mayo Clinic: Infographic: High Intensity Interval Training (HIIT)
https://newsnetwork.mayoclinic.org/discussion/infographic-high-intensity-in₩-terval-training-hiit/

- Matthew M. Robinson, Surendra Dasari, Adam R. Konopka, Rickey E. Carter, Ian R. Lanza, K. Sreekumaran Nair, "Cell Metabolism: Enhanced Protein Translation Underlies Improved Metabolic and Physical Adaptations to Different Exercise Training Modes in Young and Old Humans", Cell Metabolism 25(3), pp. 581-592, 2017.
https://www.cell.com/cell-metabolism/pdfExtended/S1550-4131(17)30099-2

3장 레드카드를 받은 사람의 솔루션

- 보건복지부, 《2015 한국인 영양소 섭취 기준》
https://www.nibiohn.go.jp/eiken/kenkounippon21/download_files/foreign/foreign_kijun_korea.pdf

- Phyllis A. Balch, James F. Balch, Prescription for Nutritional Healing, 2000.

- Loew D., "Pharmacokinetics of thiamine derivatives especially of benfotiamine", Int J Clin Pharmacol Ther. 1996 Feb;34(2), pp. 47-50.
https://www.ncbi.nlm.nih.gov/pubmed/8929745

- sciencedirect.com: Mineral absorption mechanisms
https://www.sciencedirect.com/science/article/pii/S0022030218300614

- Mayo Clinic: 'Premenstrual syndrome(PMS)'
https://www.mayoclinic.org/diseases-conditions/premenstrual-syndrome/diagnosis-treatment/drc-20376787

- Wikipedia: 'xenoestrogens'
https://en.wikipedia.org/wiki/Xenoestrogen

- 마이클 T. 머레이·조셉 E. 피쪼르노 지음, 정성한 옮김, 오홍근 감수, 《자연의학 백과사전》, 전나무숲, 2009.

- 드럭인포: 성분검색 '아그누스카스투스 열매'
http://www.druginfo.co.kr/cp/msdNew/ingredient/ingre_view_cp.aspx?cppid=205969&cping₩-Pid=10582&cpingPid_List=10583

- "What are phytoestrogens? Benefits and foods", Medical News Today.
https://www.medicalnewstoday.com/articles/320630

- 식품안전정보포털 식품안전나라: '갱년기 여성건강'
  https://www.foodsafetykorea.go.kr/portal/healthyfoodlife/functionalityView24.do?menu_grp=MENU_NEW01&menu_no=2657

- 식품안전정보포털 식품안전나라: '카페인'
  https://www.foodsafetykorea.go.kr/portal/board/boardDetail.do?menu_no=3409&menu_grp=MENU_NEW05&bbs_no=bbs820&ntctxt_no=1064524&start_idx=2&nticmatr_yn=N&bbs_type_cd=03&ans_yn=N&order_type=01&list_img

- 약물상호작용
  http://www.kimsonline.co.kr/

- 약학정보원: 약물백과 '수면제'
  http://www.health.kr/Menu.PharmReview/_uploadfiles/%EC%88%98%EB%A9%B4%EC%A0%9C.pdfMenu.PharmReview/_uploadfiles/%EC%9B%94%EA%B2%BD%EC%A0%84%20%EC%A6%9D%ED%9B%84%EA%B5%B0.pdf

별면

- Mayo Clinic: 'Migraine'
  https://www.mayoclinic.org/diseases-conditions/migraine-headache/diagnosis-treatment/drc-20360207

- 식품안전정보포털 식품안전나라: '눈건강'
  https://www.foodsafetykorea.go.kr/portal/healthyfoodlife/functionalityView14.do?menu_grp=MENU_NEW01&menu_no=2657

- 식품안전정보포털 식품안전나라: '질내 유익균 증식, 유해균 억제'
  https://www.foodsafetykorea.go.kr/portal/healthyfoodlife/functionalityView29.do?menu_grp=MENU_NEW01&menu_no=2657

- Mayo Clinic: 'Menstrual cramps'
  https://www.mayoclinic.org/diseases-conditions/menstrual-cramps/symptoms-causes/syc-20374938

나도 내 몸을 잘 몰라서

약사들이 전하는 여성 피로 솔루션

지은이 천제하·최주애

1판 1쇄 펴냄 2020년 9월 18일

펴낸곳 곰출판
출판신고 2014년 10월 13일 제2020-000068호
전자우편 walk@gombooks.com
전화 070-8285-5829
팩스 070-7550-5829

ISBN 979-11-89327-09-5 03510

이 도서의 국립중앙도서관 출판예정도서목록(CIP)은 서지정보유통지원시스템 홈페이지(http://seoji.nl.go.kr)와 국가자료종합목록 구축시스템(http://kolis-net.nl.go.kr)에서 이용하실 수 있습니다. (CIP제어번호 : CIP2020032135)
• 파본은 구입하신 서점에서 바꾸어 드립니다.